Increasing Immunity Through Eating Habits and Diet

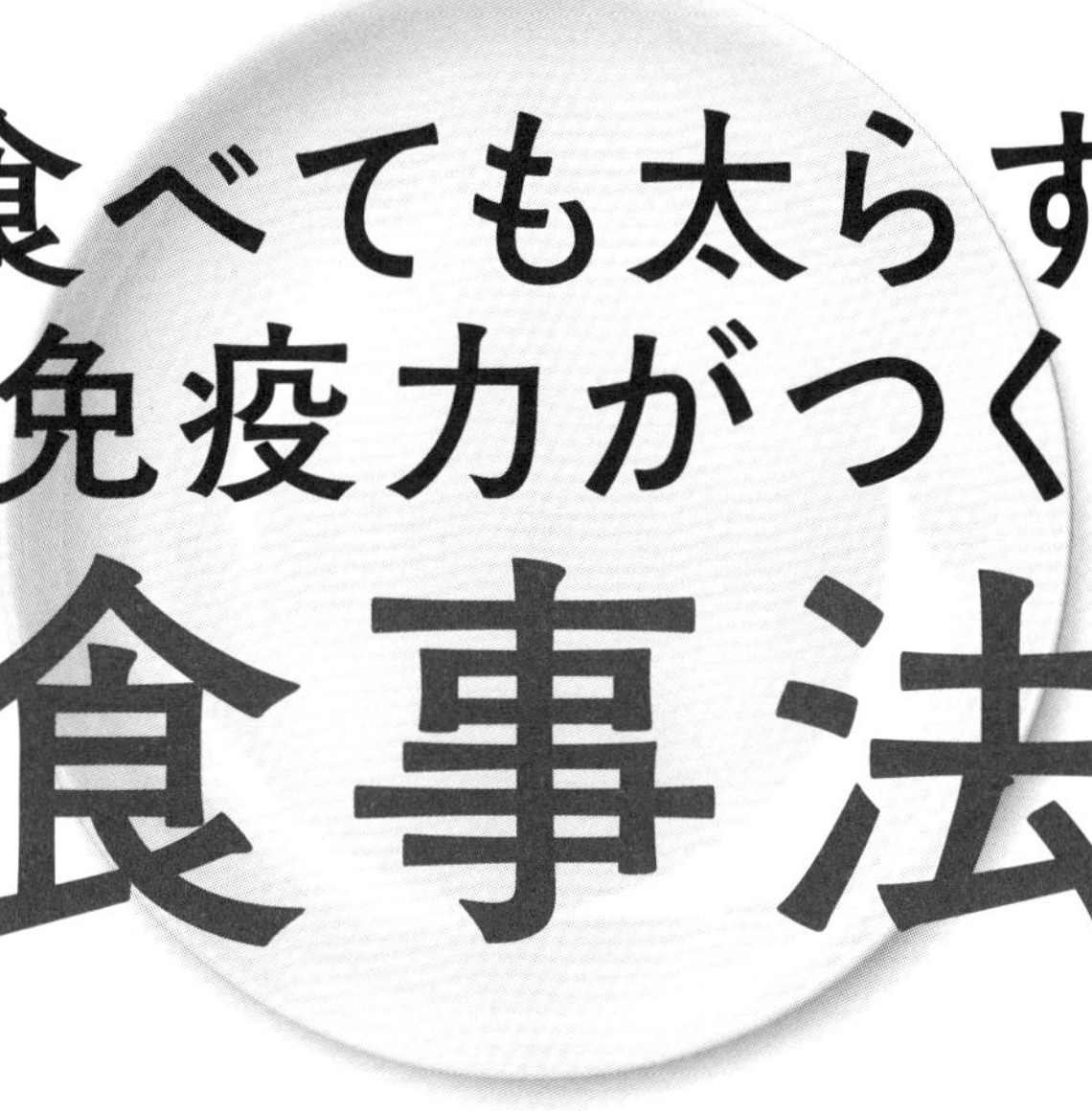

食べても太らず、免疫力がつく 食事法

消化器外科医

石黒成治

Seiji Ishiguro

クロスメディア・パブリッシング

身近な食材で
免疫力を上げる

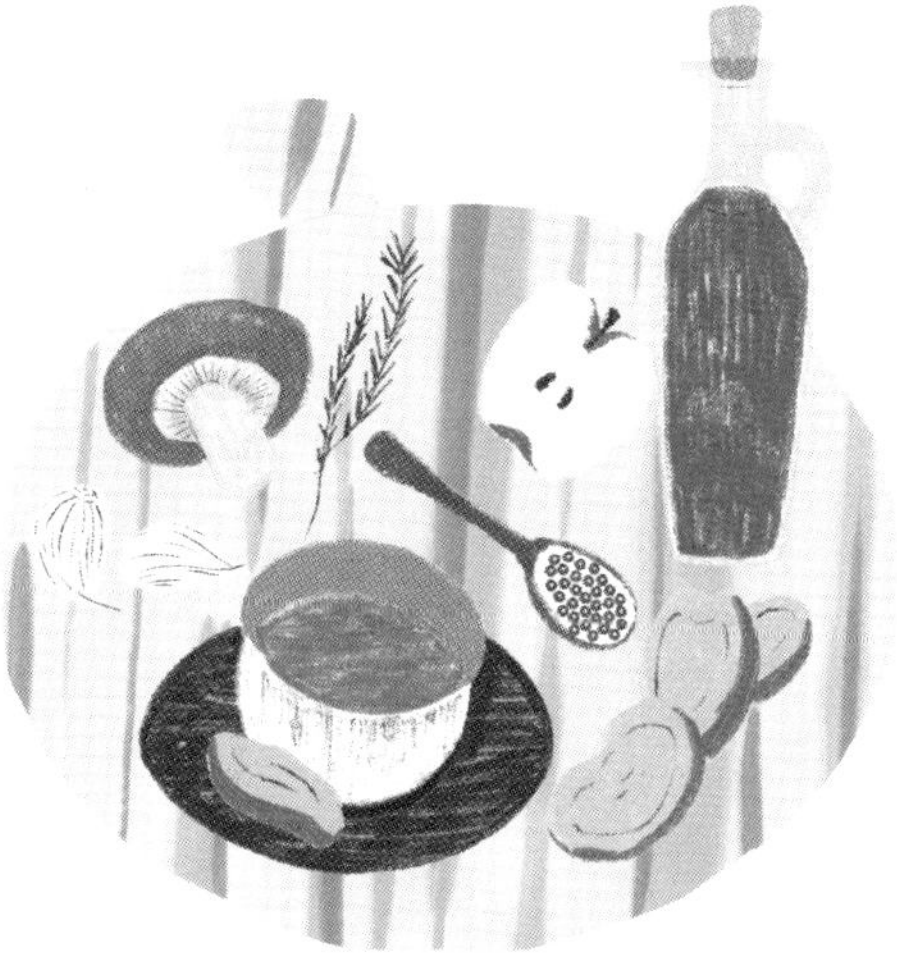

ニンニク

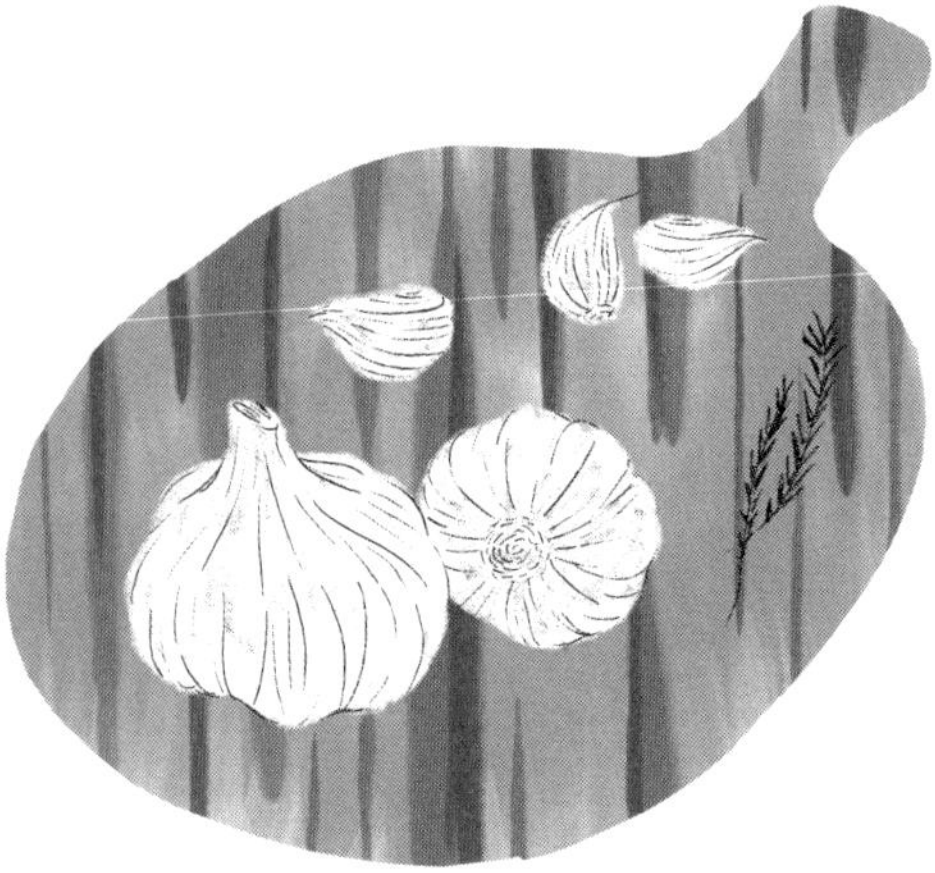

1
免疫力を上げる食材

Garlic

ニンニクにはイヌリンと呼ばれる食物繊維が豊富です。善玉菌の餌となる食品を「プレバイオティクス」と呼びます。ニンニクは腸内環境を改善するビフィズス菌のプレバイオティクスになり、疾患を引き起こす菌（悪玉菌）の繁殖を防ぎます。

ニンニクには、免疫システムが細菌と戦うのを助ける化合物が含まれています。アリインと呼ばれる化合物が含まれており、ニンニクが押しつぶされたり噛まれたりすると、この化合物は主要な有効成分であるアリシンになります。アリシンには硫黄が含まれており、ニンニクの独特の香りと風味の成分です。アリシンの代謝産物は体内で直接的に免疫機能を向上させます。マクロファージ、リンパ球、ナチュラルキラー（NK）細胞、樹状細胞、好酸球などの免疫担当細胞を刺激して免疫系を活性化します。

研究ではニンニク抽出成分のサプリメントを摂取すると、リンパ球の増殖を刺激され、風邪、インフルエンザの症状を軽減し、治るまでの期間が短くなります。秋の季節に12週間ニンニク抽出物サプリメントを摂取すると、その冬に風邪を引く割合が63%低くなったというデータもあります。

ショウガ

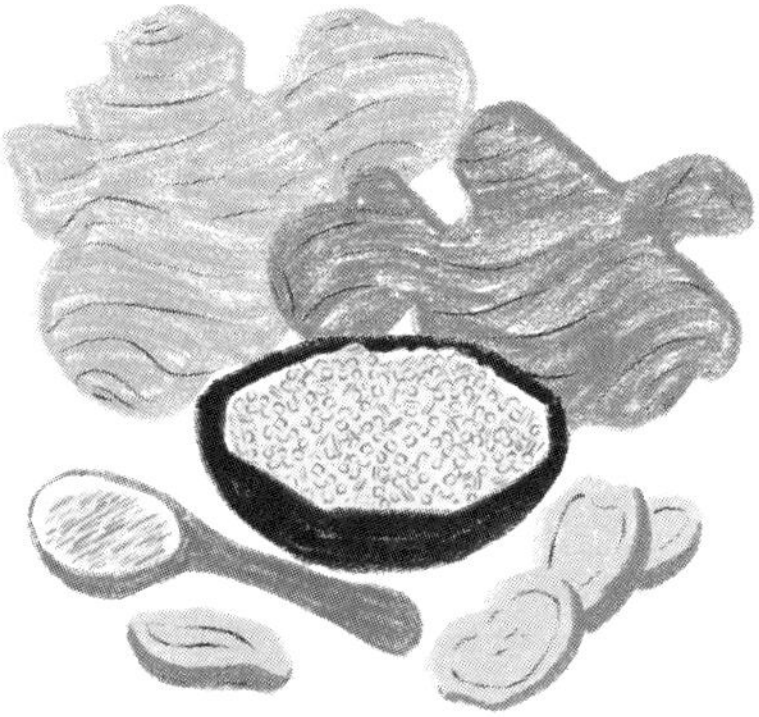

2
免疫力を上げる
食材

Ginger

ショウガには消化を助け、吐き気を軽減し、インフルエンザやかぜを改善する効果があるとして、伝統医療、代替医療で使用されてきた長い歴史があります。ショウガの独特の香りと風味は、ジンゲロールという成分からもたらされます。

ジンゲロールには強力な抗炎症作用、抗酸化作用がありショウガの主要な生理活性物質です。そのためショウガには関節痛や生理痛を改善する効果があります。脳の炎症も改善し認知症を予防します。

ショウガが吐き気を抑える効果は処方される薬と同等であり、妊娠中のつわりにも効果を発揮します。胃腸の動きを活発にする効果があり、胃の中に溜まった食事を早く排出させ胃腸を活発にします。

抗菌活性、抗真菌活性があり、さまざまな種類の細菌、真菌の増殖を抑えます。口腔内の悪玉菌に対して活性を発揮し歯周病を予防するほか、風邪の原因ウイルスであるRSウイルスに対する抵抗力を強化します。

風邪をひいた際にはショウガをスライスしたものを15分程度煮だして、生レモン、蜂蜜を加えたジンジャーティを飲むことをオススメします。

キノコ

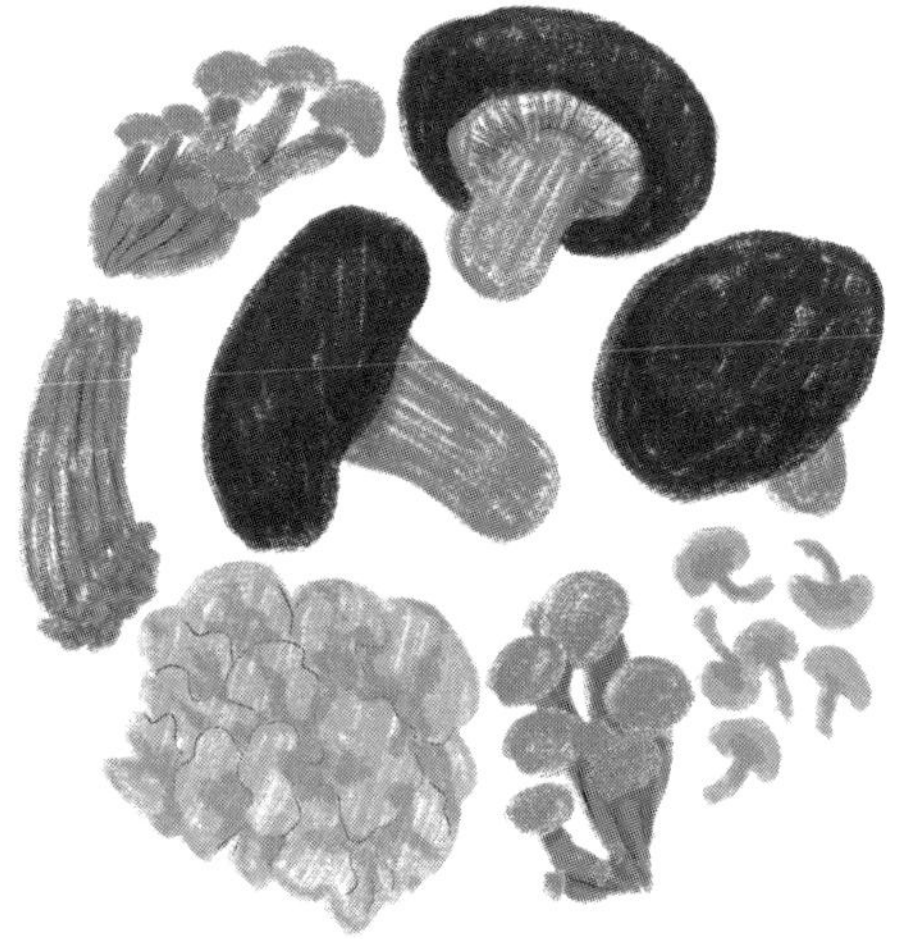

3
免疫力を上げる
食材

Mushroom

キノコには、さまざまな形、サイズ、色がたくさんあります。シイタケ、えのき、マイタケなど一般に売られているものから、霊芝、チャガ、ヤマブシタケ、冬虫夏草など薬用キノコと呼ばれるものまであります。キノコは腸の働きを良くする食物繊維が豊富です。食物繊維は腸内環境を整える働きがあるため、免疫力の向上には欠かせません。

βグルカンはキノコの水溶性食物繊維の一種です。免疫機能を活性化する物質を免疫調節剤といいますが、βグルカンは最も高い免疫調節剤として長年研究報告されています。とくにβグルカンの持つがんの治療効果に関しては研究が進んでいます。日本ではシイタケからつくられた抗がん薬が長年実際にがん治療に使われていました。

キノコ類のパウダーが、がんに効果があると宣伝されて売られているのもあながち嘘ではありません。

長時間の強度の高い運動は免疫力を低下させます。そのため意外ですが、トップアスリートは感染に対しては弱いのです。ヒラタケのβグルカンが、循環するリンパ球の数を増やしトップアスリートが風邪をひきにくくなる効果が報告されています。

リンゴ酢

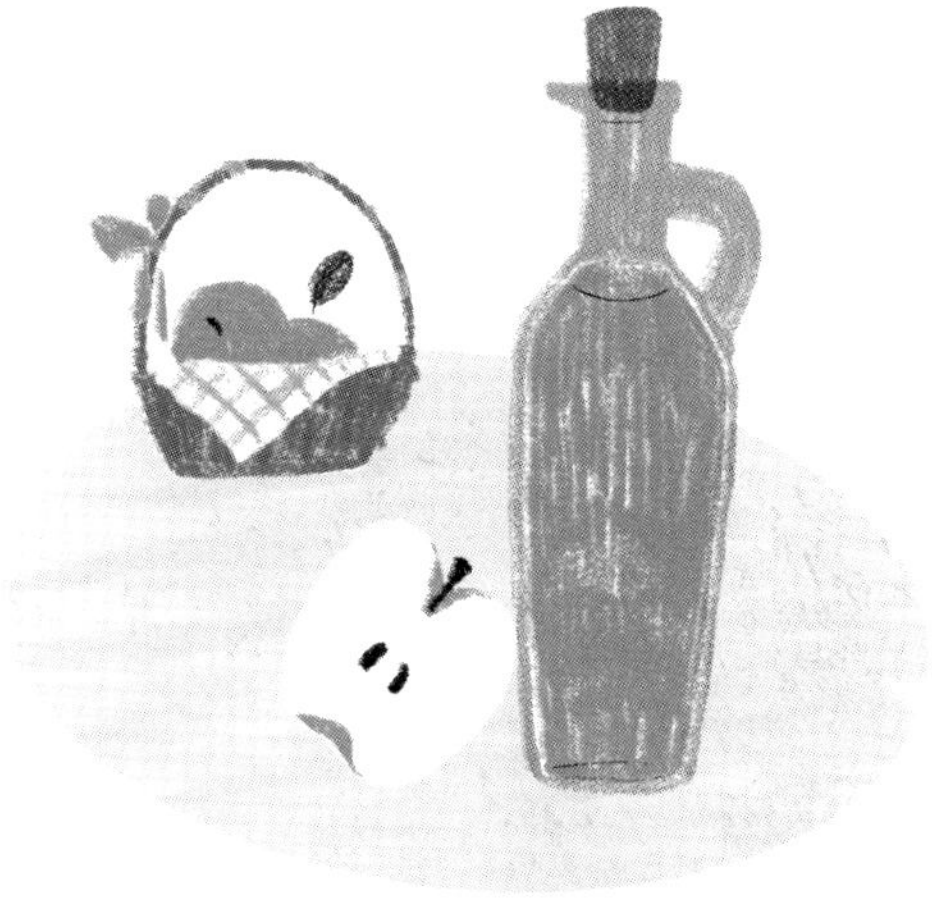

4
免疫力を上げる食材

Apple cider vinegar

リンゴ酢は、リンゴジュースを発酵させた酢です。熟成したワインと同様に、酸性が強く、強い香りがします。高濃度のビタミンC、食物繊維、酸が、免疫力を高める効果を発揮します。
「1日1個のリンゴは医者を遠ざける」という英語のことわざがあるように、リンゴが健康に良い効果をもたらすという民衆の知恵が示されています。

リンゴには強い抗酸化力を持つリンゴポリフェノールが含まれています。

さらに、リンゴペクチンという食物繊維は腸の働きを良くして、便通を整える整腸効果もあります。

リンゴ酢の効能を得るためには、“mother”と呼ばれる善玉菌を含むものを使用しなくてはいけません。

リンゴ酢が直接的に風邪その他の感染に対する抵抗力を示す研究はありません。しかしビタミンCや善玉菌の豊富なリンゴ酢は、古くから民間治療の薬として使われてきました。

オキシメルと呼ばれる酢と蜂蜜を混ぜたものは古代ギリシャ時代から風邪薬として使われています。

水で薄めてうがい薬として使用することもできます。

緑茶

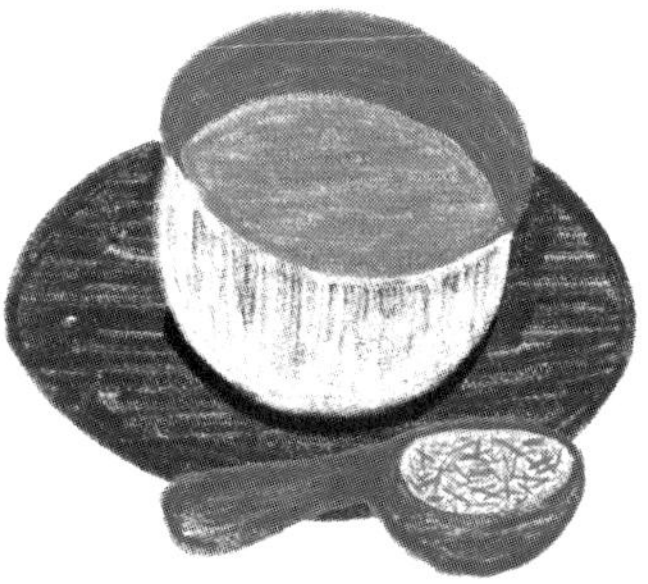

5
免疫力を上げる
食材

Green Tea

日本人であれば毎日緑茶を飲むべきです。意外に思われるかもしれませんが、緑茶はスーパーフードです。緑茶はこれまで、心臓血管疾患予防効果、がん予防効果、糖尿病の進行抑制効果などが報告されています。

その成分の中心はカテキンと呼ばれる成分です。その中でもエピガロカテキン-3-ガレート（EGCG）がその働きの中心で、炎症を抑え、血管を保護する効果があります。EGCGには抗ウイルス効果もあり、インフルエンザウイルス、HIVウイルス、B型C型肝炎ウイルス、ヘルペスウイルスなどの増殖を抑制します。

そしてEGCGは2020年初めに流行した新型コロナウイルスに対する抗ウイルス効果を持つ可能性も報告されました。この報告では、緑茶と同じくウコンの成分であるクルクミンも同様に新型コロナウイルスに対しての効果が期待できると示されています。

カレーのスパイスでもあるウコンは沖縄県でつくられていますので、現在では比較的入手が容易です。ウコンは独特の風味があるので、そのままではなかなか飲みにくいです。そのため、緑茶とウコン、そしてショウガを同時に摂取するお茶のレシピを紹介します。

ショウガ・ウコン・緑茶ラテ

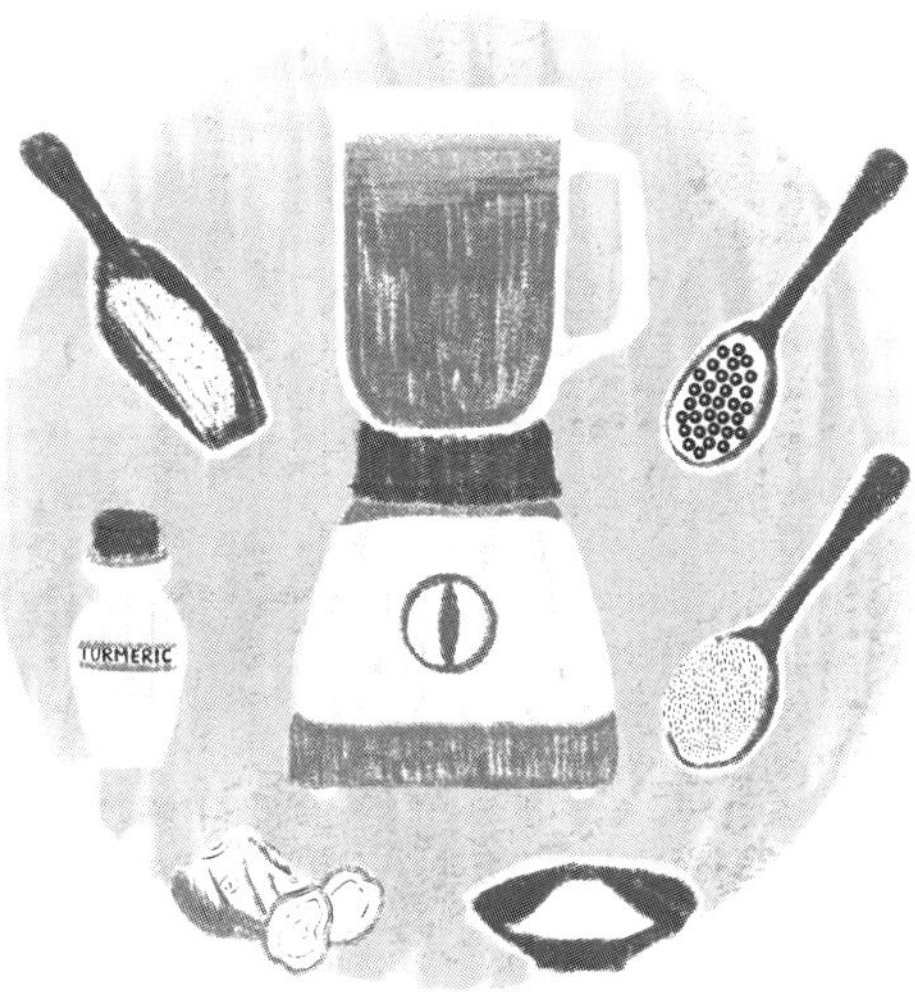

6
免疫力を上げる食材

Special Drink

［レシピ］

- 緑茶パウダー……小さじ1
- 生姜すり下ろし……1cm
- 黒胡椒……少々
- ウコンパウダー……小さじ1/2
- ヒマラヤ岩塩……少々
- グラスフェッドホエイプロテイン……20g

以上をお湯200〜250㎖に溶かしてブレンダーでよくかき混ぜて完成。甘みが欲しい場合は、ステビア少量か生蜂蜜を加える。粉っぽさが気になる人はお湯とグラスフェッドホエイプロテインの代わりにココナッツミルクかアーモンドミルクを使用する。

プロローグ

太ると調子が悪くなる、その原因は?

● Prologue

Why you might feel worse whenever you gain weight.

「あっ、腹筋が割れてきた……」

あるアルバイト先の病院での当直。僕がシャワーを浴びようと服を脱ごうとした、その時でした。鏡に映る自分の腹筋にうっすらと筋肉のシルエットが！

「何年ぶりだろう？」

大学入学後、勉強もせずにラグビーに明け暮れ、毎日筋トレしていた時は腹筋も割れていました。しかし、外科医になり運動する暇もなく食事も不規則、そんな生活を20年以上続けてきました。

大学病院では毎日手術の連続で、緊急で呼び出しがあることも日常茶飯事でした。ある1週間では家にいる時間が6時間しかない、なんてこともありました。そして気がつくと筋肉はなくなり、お腹とお尻にたっぷりと脂肪がつき、体重は学生時代より10kg増加していました。

朝起きた瞬間から体がだるくエネルギーが出ない。階段を上がる気力もなく、1階上がるのにもエレベーターを使う。睡眠不足のためにエレベーターの中で寝てしまう。エネルギーがなく、いつも背中に何か重いものを背負っている感覚を持ったまま働き続ける毎日でした。

「これはまずい」

まず頭に思い浮かべたのは栄養ドリンクを飲むことでした。病院のコンビニには各種栄養ドリンクが揃えてあります。それを順番に試してみましたが、なんの変化もありません。次におこなったのは「疲労　改善　サプリ」とネット検索し、良さそうなものを購入しました。服用してみましたが、体にはなんの変化もありません。

読者の皆様には信じられないかもしれませんが、万策がつきました。

「これだけ忙しいなら、大学辞めるしかないかな……」

奥さんにもこのままだと過労死するかもしれないから大学辞めたら？　と言われていたので、６カ月後に大学病院を辞めることにしました。

1冊の本との出会いで生まれ変わった体

２０１８年3月のある寒い夜。家族で出かけた帰りに、次男が行きつけの古本屋に行きたいと言いました。いつもはそんなところには行かないのですが、その日はなぜか健康コーナーに向かいました。そして1冊の本が目に飛び込んできました。本の名前は『超一流の食事術』。アイザック・H・ジョーンズという人が書いた本でした。

それほど厚くもない本でしたが、立ち読みしながら「元気になる方法はこれだな！」とピンと来ました。そしてその本に書いてあるとおりに生活を変えてみると、2週間で体調に変化が出ました。まず目覚めが良くなったこと、そして午後になると眠くなることがなくなりました。それに、吹き出物も消えました。

「これはすごいぞ！」と思っていた時、アイザック・H・ジョーンズが日本で講座をおこなうという情報を発見しました。僕は即断で申し込みをしました。その講座の中で、腸がいかに健康に重要であるか、腸の炎症が日々のパフォーマンスに及ぼす影響、そしてその改善方法を学びました。体調不良が原因で辞職を決めた大学病院でしたが、辞める時には心身ともに充実した状態となり、気がつけば起業していました。

内臓脂肪は不調のシグナル

体は有機的な集合体です。

体のパーツはすべて、独立して機能している部分はひとつもありません。ホルモン、伝達物質（サイトカイン、神経伝達物質）、そして多くの微生物のネットワーク（マイクロバイオーム）を介してすべてつながっています。頭が痛いなら、頭の中に原因があるに違いないとか、膝が痛いなら問題があるのは膝のみにあると考えることは間違いです。甲状腺の機能が悪いのは甲状腺だけに原因のすべてがあるわけではないのです。

病気はしばしば「氷山」にたとえられます。

氷山の見えている部分（病気として認識できる部分）はほんの一部で、本当の病気の真の原因が水面下に大きく隠れているという意味です。

その真の原因とは**「慢性炎症」**です。

体の中に慢性の炎症があると、さまざまな部分に異常が表れます。消化吸収、ホルモン、免疫などの異常だったり、あらゆる機能不全を引き起こします。そして人によっては血圧が上がったり、脂質代謝異常が出たり、血糖値が上がったり、骨がもろくなったり、うつ病になったり、そしてがんが顕在化します。また、慢性炎症があると免疫細胞の機能が低下し、すぐに風邪をひいたりもします。

慢性炎症を起こしている状態は血液検査をしなくては分からない、というわけではありません。

一番簡単な確認方法は、内臓脂肪がたっぷりついているかどうか。もし内臓脂肪がたっぷりついているなら、あなたの体には慢性炎症があります。そして、その慢性炎症が原因で痩せることが難しく、太ったままになります。慢性炎症があればあなたの免疫力はあなたが本来持っている免疫力より確実に低下しています。

２０２０年2月から新型コロナウイルスが地球上で猛威を振るい始めました。人々はその感染力、そして重症化率（ＩＣＵ入室や死亡）に恐怖を感じました。世界中がパンデミックにパニックになる様子が連日テレビで放送され、未知のウイルスの脅威が日本を席巻しました。

免疫力も低くなり、重症化のリスクも

新型コロナウイルス感染症では、重症化する人は高血圧、糖尿病をもつ肥満の人が圧倒的な割合を占めます。内臓脂肪がたっぷりの人は免疫機能の異常が起こっています。そのため、ウイルスに対する恐怖を、一生感じ続けなければなりません。

欧米諸国の肥満率は増加の一途をたどっています。アメリカでは過体重、肥満

（ＢＭＩ25以上）の割合が71・６％、イギリスでは64％でした。これらの数字が新型コロナウイルス感染症における患者数、死亡数に影響を与えたことは想像に難くありません。

では、日本人は痩せているのでしょうか？　決してそんなことはありません。２０１８年の統計では20歳以上の男性の32・２％、女性の21・９％が過体重、肥満です。食生活の変化、運動不足、ストレス過多のために、今後もこの肥満率が減少していくことはありません。

肥満はいわゆる病気の一種だと認識する必要があります。

体には自然治癒力というものが存在します。少々食事量が多かったとしても適切なライフスタイルやストレスマネジメントができていれば自然に体が機能して、無駄に内臓脂肪を溜め込むようなことはありません。**内臓脂肪がついている時点でなんらかの健康異常が生じている**と考えることが必要です。

痩せる理論を知れば、体調も改善される

新型コロナウイルスの影響で健康に対する関心がこれまで以上に高まっています。これを機にダイエットしようかなと考える人も多いでしょう。しかし闇雲に糖質制限をして一時的に痩せても、それは決して健康的な痩せ方ではありません。どうして単純に糖質制限をすることが危険なのか？　それを理解しておく必要があります。

健康的な食事法とは？

免疫力を上げる食事法とは？

この本では、僕が4カ月で14kg痩せて腹筋がシックスパックになった方法から始まり、腸内環境を整える方法、免疫力を上げる方法を説明していきます。この方法で、僕のオンラインスクールの生徒さんたちも、みな劇的な体調の改善を経験しています。次はあなたの番です。

２０２０年9月吉日

石黒成治

Contents

第2章 人は食べたものでできている、だから今のあなたの腸は燃えている

第3章 現代人が痩せにくいのは、ホルモン異常のせい

第4章 免疫力をUPさせる生活習慣で、体は生まれ変わる

第5章 日々の腸活ルーティーンで美しく健康に生きる

第

1

章

カロリー減や
ジムよりも、
綺麗に確実に
痩せるのが
“正しく食べる”こと

● Chapter 1

Don't simply eat less? Eat right! And lose weight in a healthy way.

Increasing Immunity
Through Eating Habits and Diet

1 肌艶よくダイエット、無理なく4カ月で14kg減量に成功

２０１８年の春から新たな試みを開始しました。

アイザック・H・ジョーンズという外国人が書いた本の内容を実践してみるため、これまで買ったこともなかったココナッツオイルやギー（バターの油）を取り揃えました。

この本には医師になってからも聞いたこともない言葉が書かれていました。

これまで当たり前だと思っていた糖をエネルギー源とする代謝（シュガーバーニング）では、体内で備蓄された糖分には限りがあるため、エネルギー不足の状態に陥りやすく、絶えず糖分の補給を必要とするといいます。

それに対して脂肪をエネルギー源とする代謝（ファットバーニング）では、体内に豊

富に蓄えられている脂肪を使うためエネルギー切れを起こすことがありません。

ファットバーニングに変えると、1日中ハイパフォーマンスでの生活ができるということは僕にとって魅力的でした。

大学で働く外科医は食事も不規則で朝から夕方までの手術ということも珍しくなく、手術後に夜中まで病棟管理、術後管理をおこないます。必然的に食事をとる時間がない代わりに、チョコレートや煎餅などの糖質をたっぷり補給する食生活を続けていました。

ジョーンズの食事法はシンプルで、糖質を控えて良質な脂質をたくさん摂取することのみでした。

このような食事方法はこれまで聞いたこともありませんでした。しかし1年以上続く体のだるさ、お腹と太腿がパンパンになっている状態をなんとかするには、新しいアプローチが必要だったのです。

朝食は、ココナッツオイルとギーを入れたコーヒーのみ。

お昼までお腹が空かず、不思議な感覚でした。

大学病院内ではコンビニくらいしか利用する施設がないため、昼食はナッツかゆで卵、オペ前にはココナッツオイル入りのコーヒーを飲んで手術をしていました。

日中に栄養素を摂れないぶん、夜はオリーブオイルたっぷりの山盛りサラダ、サラダ油を使わない料理。良質な脂質（アボカド、グラスフェッド・ビーフ、天然魚）を十分にとり、ご飯はお茶碗軽く1杯のみという食事でした。

効果はすぐに表れました。糖質中心の生活だったにもかかわらず、脂質中心の食生活にフィットするのが早く、2週間目には体が軽くなり、日中のパフォーマンスが明らかに上がりました。

1カ月経っても体重はほとんど変わらなかったのですが、顔のむくみが取れ、頭皮のぶつぶつ、顔の吹き出物がなくなり、お腹の脂肪が柔らかくなったと感じました。

土日は家族と一緒に外食することもあったので、厳格な食事制限はできていませんが、2カ月目からは体重が徐々に低下していきました。明らかにお腹やお尻回りの脂肪の量が減りズボンが緩くなる。このころは運動を全く取り入れていませんでしたが、うっすらと腹筋のラインが浮かびあがりました。とくにがんばっているという感覚はなく、自然と体重が落ちていき、4カ月後には88kgあった体重が74kgまで落ち、体は絞まっていました。

意外なことに、体重が劇的に落ちましたが、僕がダイエットに成功していると気がつく人はいませんでした。

後に自分の生徒さんたちもダイエットしたことを気づかれにくいという同様の経験をしたため、これがこの食事法の特徴的な痩せ方と分かりました。痩せても顔がげっそりしないため、かなり減量が進まないと周りに気づいてもらえないようです。オイルを摂っているため、肌艶にハリがあり、周りからは〝健康的に〟痩せたように見られます。

Increasing Immunity
Through Eating Habits and Diet

2 医師の常識を覆すケトジェニックダイエットで、3000kcal／日で5kg減

糖質を控えて良質な脂質を摂取する。

そのことで体重が減少していくという経験から、「脂質を控える＝ダイエット」という概念が根底から覆りました。同時にそのメカニズムがどうなっているのを知りたいと思い始めました。

現在提唱される健康的な食事バランスは、

炭水化物60％
タンパク質15％
脂質25％

という割合です。

しかし僕がおこなっていた食事法は、

炭水化物20%

タンパク質30%

脂質50%

という極端な食事法でした。

この食事バランスは「ケトジェニックダイエット（Ketogenic Diet）」と呼ばれ、現在欧米では一大ブームとなっています。

ケトジェニックとは「ケトン体を導く」という意味です。ケトジェニックダイエットではケトン体が誘導され、エネルギーとして使われます。もともとこの食事法は１９２０年代にてんかんの治療法として考案されたもので、炭水化物をカットした食事をすると、てんかん発作を予防することができるというものです。その後、薬の発達により歴史上忘れ去られてしまうのですが、近年になって減量のための食事法、糖尿病の治療法として再度注目されることになりました［※1］。

3000kcal超えで1カ月5kg減量

ケトン体は肝臓で脂肪酸から合成される物質ですが、これまで**私たち医師は〝ケトン体は悪いもの〟と教えられてきました。**

インスリン不足による糖尿病患者の重篤な合併症にケトアシドーシスというものがあります。この状態に陥ると特有の獣臭がします。この獣臭の原因がケトン体で、これが出ている状態は命にかかわるもので救急治療を要します。

この状態ではケトン体の血中濃度は10m《ミリ》モル／L以上になっていますが、ケトン体をエネルギーとして使用する「ケトーシス」状態では、ケトン体濃度は0・5～3mモル／Lの範囲にあり、ケトアシドーシスとは全く異なる病態です。

僕自身もアメリカで購入したケトン体のチェッカーで、朝一番にこの濃度範囲内にケトン体が収まっていることを確認しました。

［※1］Joshi Shilpa & Viswanathan Mohan, *Ketogenic diets: Boon or bane?*, 2018.

食事療法を始めたころは脂質を十分にとって糖質をカットすることがメインで、タンパク質の量に関してはあまり気にしていませんでした。そのため大きなステーキ（グラスフェッドビーフ）を食べて、オリーブオイルたっぷりのサラダを食べると１日に摂取するカロリーは３０００kcalをゆうに超えていましたが、体重は順調に低下し１カ月で４〜５kgのペースで減っていきました。

しかし体の中のホルモンのコントロールのためにはタンパク質の量も考慮する必要があります。これについては後の節で説明します。

3 やっぱり糖質制限？

「糖質制限（炭水化物制限）」という言葉は、現在では誰でも耳にする言葉になっています。ほとんどの方は体重減少目的で取り組みます。大手ダイエットプログラム会社の提供する食事指導の基本的な方法論も糖質制限を徹底することです。

研究結果でも糖質を制限する食事指導をおこなった方が、短期的な体重減少効果が高いことが示されています［※１］。

肥満（ＢＭＩ30〜40kg／㎡）と診断された３０７人（男性99人、女性２０８人）を対象にした研究で２つの食事群に分けました。

Ⅰ群は低脂肪食でカロリー制限を加えて55％炭水化物、30％脂質、15％タンパク質の比率で食事を摂取しました。

Ⅱ群は低炭水化物食（脂質、タンパク質制限なし）で最初の12週間は１日あたり炭水

［※1］Gary D Foster et al., *Weight and metabolic outcomes after 2 years on a low-carbohydrate versus low-fat diet: a randomized trial*, 2010.

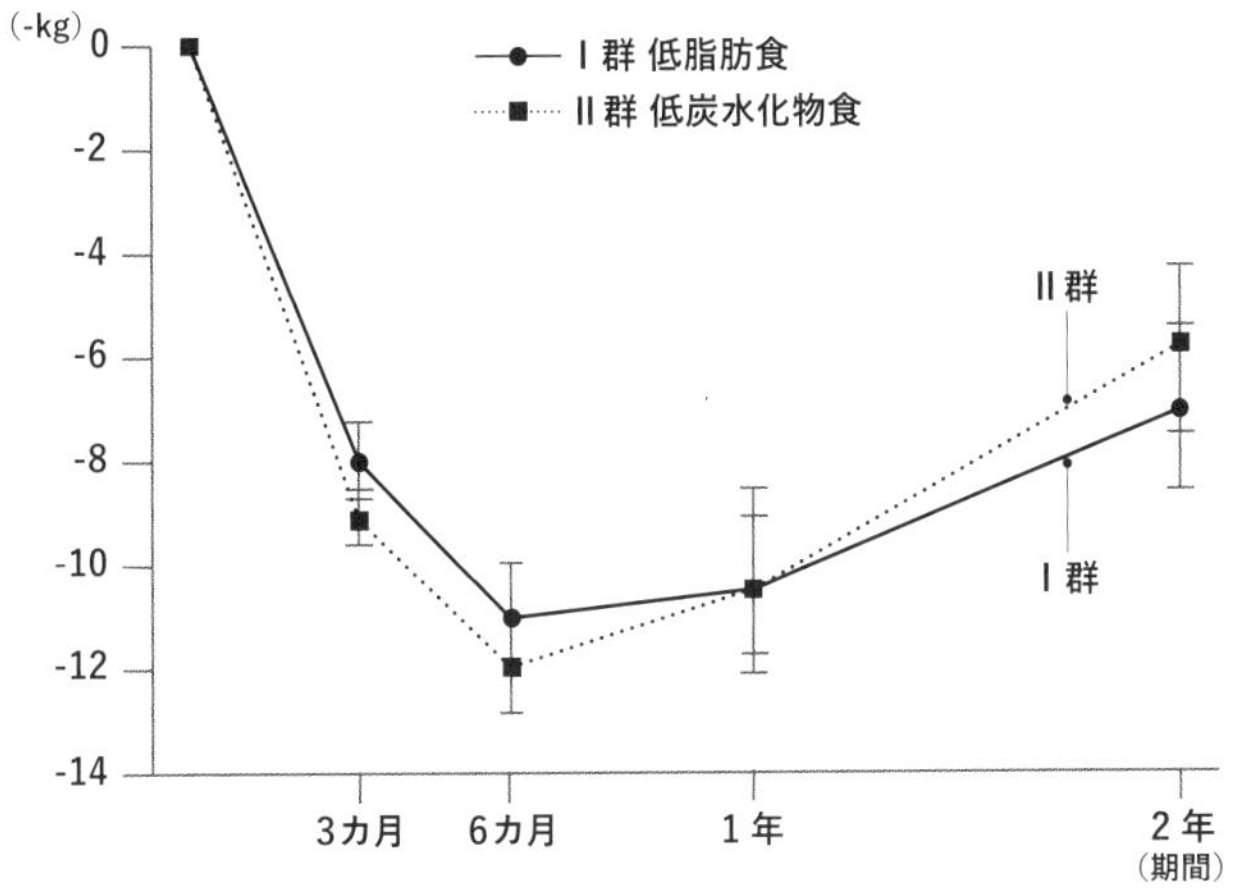

化物20g、その後、徐々に炭水化物摂取量を増加させます。

上図は縦軸が体重の減少、横軸が時間ですが、見ていただくと分かるとおり、最初の3カ月では低炭水化物食群の方が体重減少が著しく、その傾向は6カ月ぐらいまで続きます。糖質を制限する方が体重減少の効果は目に見えて結果が出るということです。

しかし、**その後の経過を見てみると1年後にはほぼ同じ体重になり、2年後にはむしろ逆転してしまいます。**

研究経過の詳細は記載されていませ

んが、**原因として低炭水化物食を長期に継続することが困難であることが推定されます。**想像してみるとＢＭＩ30〜40kg／㎡の人というのは体重が１００kg以上ある方ばかりです。２年以上がんばって体重減少が７kg前後ということはダイエットに関してはあまり成功とは言えません。また低炭水化物食では、とくに糖質制限の厳しい初期の３カ月に口臭、口渇、便秘などの症状が発生しやすい傾向にありました。

極端なカロリー制限・糖質制限は命の危険になることも

食事制限による指導を受けずに自身でダイエットを試みる場合、極端な食事制限、糖質制限をおこなうことは危険です。

とくに、ダイエットのスタートを急激におこなうと命の危険にさらされることが示されている研究があります。

ＢＭＩ30kg／㎡以上である肥満の21人にカロリー制限食（８００kcal／日：食事のうち

糖質は約60％）をおこなった場合の心臓の機能の変化を見た研究です［※2］。

カロリー制限をおこなった場合の体に起こる変化として、開始後1週間で血液中の脂肪酸（中性脂肪が分解されて出てくるもの）が急上昇していました。MRI検査でみてみると、心臓に蓄積する脂肪がなんと44％も増加することが分かりました。それと同時に心臓の機能が低下していることも示されました。

この心臓への脂肪の蓄積増加理由として考えられているのは、急激に上昇した脂肪酸の影響です。

脂肪酸は使用するエネルギーとして糖質がない場合、細胞内で代謝されエネルギーとして使われます。食事制限をおこなうと不足したエネルギーを補うために体脂肪からより多くの脂肪酸が動員されます。この動員は糖質制限食をおこなうとより顕著になります。

食事改善の初期にやみくもに極端なカロリー制限、糖質制限をおこなうことに危険があることを知っておいてください。方法を間違うと心臓発作などの可能性もあるのです。

［※2］Jennifer J Rayner et al. *Very low calorie diets are associated with transient ventricular impairment before reversal of diastolic dysfunction in obesity,* 2019.

このように、糖質制限食には血糖値の低下、糖尿病の改善の指標であるHbA1cの低下、中性脂肪の低下などさまざまなメリットが報告されていますが、短期的には心機能の悪化のリスク、長期的には継続困難であることが指摘されます。

研究でも示されているように、体重減少のための糖質制限は長期的なメリットも得られにくいため、ダイエット方法に関しては検討が必要です。

Increasing Immunity
Through Eating Habits and Diet

4 カロリーを減らしても痩せない

誰もが信じて疑わない理論に「減量にはカロリーを減らした食事を摂る」というものがあります。

しかし、これを信じておこなってもほとんど結果は出ません。

体脂肪増加量＝（摂取したカロリー）－（消費したカロリー）という公式は正しいです。

そのため、この摂取したカロリーを消費したカロリーよりも少なくすれば、公式上は数字がマイナスになり体脂肪は減少に転じます。１日５００kcalを１週間制限すると３５００kcal、約３８０g程度の脂肪が減る計算になります。

しかし、この理論では消費したカロリーが常に一定であるという前提に立っていることになります。

消費カロリーには基礎代謝率と運動による消費が含まれます。基礎代謝率とは、心臓、肺、腎臓など内臓の動きや体温の発生などによって使用されるエネルギーです。この基礎代謝率は意識的に制御できません。私たちは心臓がより多くの血液を送り出すことを「決める」ことも、体温を上げるように「決める」こともできません。

カロリー制限では基礎代謝率が下がるだけ

基礎代謝率はカロリー制限をした段階で減少することが研究で示されています［※1］。軽度カロリー制限食（１日摂取量の25％減）とカロリー制限食（15％体重減少するまで１日８９０kcal）での基礎代謝率の変化を測定しました。軽度カロリー制限食の人も、カロリー制限食の人も６カ月後には軽度カロリー制限食の人は４％、中程度カロリー制限食の人は９％基礎代謝率が低下しました。基礎代謝率は安静時、とくに睡眠中のカロ

［※1］Corby K Martin et al., *Effect of calorie restriction on resting metabolic rate and spontaneous physical activity,* 2007.

リー消費と関連します。睡眠時は主に脂質が燃やされますので、基礎代謝率の低下は脂肪燃焼低下に直結します。体はカロリー制限をすると早期から体温を低下させるなど基礎代謝率を低下させます。これは至ってシンプルな自然の摂理で、体はカロリー不足で餓死したくないため、カロリー摂取を減らせば、私たちの意思とは関係なく基礎代謝率を落としてバランスを取ります。減少させたカロリー摂取量に見合ったぶんだけ、基礎代謝率を減少させて体重を減らさないようにするメカニズムが体には備わっているのです。

　よって理論的にもカロリー制限だけで痩せることはありません。

　これは実際の人の研究でも示されています。7年にわたって必死にカロリー制限食をやったにもかかわらず、全く体重変化がなかったという研究です。

　平均体重77kg、平均BMI29・1kg/㎡の女性4万8835人の研究で、カロリー制限群（1万9517人）は1日あたり361kcalのカロリーを減らした生活をおこないました。カロリー制限を7年にわたってがんばって、最初の1年は約2・2kgの体重減少を認めました。しかし、それ以後は少しずつ体重は増加し、結局ベースラインの体重に戻ってしまいました。カロリー制限群の人はカロリー制限を守れなかったのではなく、この間しっかりとカロリーを制限していたにもかかわらずです。

この研究で1年以内は体重減少が認められたように、カロリー制限は初期には体重を減少させる効果があります。カロリー制限量に比べて基礎代謝率の低下が少ない期間では体重は減少します。しかし、実際にはその減少量は期待するほど多くはありません。私たちが減量をしようとしてカロリー制限をしてみても、なかなか体重が減らなくなってくることはよく経験する事実です。これは体がさらに基礎代謝率を低下させてしまい、低下した摂取カロリーで体を維持してしまうからです。元の体重に戻すためにその後も基礎代謝率は低下し続けむしろ体重は増加に転じます。この段階で摂取カロリーを増加させてしまうと一気にリバウンドしてしまうというメカニズムです。カロリー摂取量を減らすと自動的に長期的な体重減少が起こると考えることは幻想です。食べる量を減らすのみでダイエットを試みることは得策ではないことをよく理解してください。

Increasing Immunity
Through Eating Habits and Diet

5 運動しても痩せない

食べる量を減らすこと、すなわち摂取カロリーを減らしても痩せないことは理解できたと思います。

それならもっとカロリー消費を多くすれば痩せるのでは？　と考えますよね。そう、痩せるために運動を開始することは誰もが試みる方法です。

では、運動をすれば本当に痩せるのでしょうか？

確かに消費カロリーは基礎代謝率と運動量の和になります。しかし体重70kgの人が時速６kmのペースで20分ジョギングしても消費されるカロリーはわずか１０５㎉です。１日の摂取カロリーが２０００㎉とすると、それに対応する基礎代謝率も大体同等ですから、運動によるカロリー消費は５％程度ということになります。

倍の時間ジョギングしてもごはん1膳ぶん（２５２㎉）にもなりません。これでは痩せる効果を期待することはできません。

運動をがんばっても1年に1kg～2kgしか痩せない

それでも実際は多くの人が痩せるために運動を始めます。イメージでは運動を継続しておこなえば痩せる気がします。しかし、この研究結果を見てもう一度考えていただきたいです。

45歳から75歳の閉経後の女性462人を3種類の運動の群と全く運動しない群の4群に分けて6カ月後の体重変化及び腹囲の測定をおこないました。運動強度は最大酸素摂取量の50％の強度(一般に中程度の強度)、エネルギー消費量が4、8、12㎉／kgとなるように1週間あたり72分、136分、194分の運動をおこないました。

運動群の99％の人は6カ月間しっかりと運動を継続しました。実際の体重減少量は1週間あたり72分、136分、194分運動しても1・4kg、2・1kg、1・5kgでした。

平均体重が84・2kgの女性が6カ月間必死にがんばって運動しても、体重減少は1〜2kg程度、しかもたくさん運動すればするほど、それに見合った体重減少が達成されるわけではありません。

もうひとつ、男性も含めた別の研究では、中程度強度の有酸素運動を1日60分、週6日おこないました。男性の平均体重は96・1kg、女性は77・9kgでした。1年後の体重減少量は、男性は1・8kg、女性は1・4kgでした。[※1]

この論文の結論としては、〝運動することは良いことで、運動をしない人に比べて体重も減少し内臓脂肪も減っているので運動を推奨します〟となっています。確かに肥満の進行は防ぐことはできますが、肥満の人に「1年後に1kg〜2kg体重が減るので、毎日60分運動しましょう」と言っても全くモチベーションは湧いてこないでしょう。

甘い罠に落ちる〝ご褒美太り〟

運動は、どうして減量に効果がないか。

[※1] Timothy S Church et al., *Changes in weight, waist circumference and compensatory responses with different doses of exercise among sedentary, overweight postmenopausal women,* 2009.

経験者なら分かると思います。運動したその日は食べる量が増えていないですか？　今日は運動したからという理由で、ビールやケーキに手が伸びていないですか？　運動で疲れてしまうと、その後に活動的な動きをしなくなります。

　これらの行動を**「代償行動」**といい、消費したカロリーがなんらかの形で代償（穴埋め）されているのです。

　アメリカの小学生の研究でこれらの代償行動が示されています。５３８人の小学生の研究で運動した結果、摂取カロリーがどのように変化するかを観察しました。結果は１時間の運動を追加するごとに子どもたちの摂取カロリーは２９２kcalずつ増加していました。

　運動にはさまざまな健康上の利点があることは疑いようがありません。毎日運動はすべきです。

　しかし、体重を落としたいからジョギングを始めてもその行為は雀の涙ほどの効果しかありません。

　さて、それでもあなたはダイエットのために運動しますか？

Increasing Immunity
Through Eating Habits and Diet

6 減量成功後、1年経っても リバウンドの戦いは続く

必死の努力と不断の意思の力で減量をやってのけてしまう人も確かに存在します。僕の大学時代からの先輩医師も徹底的に食べない方法で、3カ月で30kg以上減量して全くの別人になってしまっていました。3カ月も続く意思の力には驚愕しますが、目標を達成してもそこで終わりではありません。

体重が減ってしまうと、体は生命の危機だと考えています。体にはセットポイントと呼ばれる基準点があります。例えば、体重が70kgの人がちょっと食べすぎて72kgになったとしても、大抵は1週間もしないうちに元に戻ります。逆に風邪をひいて食べられなくなって68kgになったとしても、食欲が改善すればまた元の70kgに戻ります。

脳の視床下部は、セットポイントをコントロールし、現在の蓄積されている脂肪量に応じて食事の量や行動を調整します。

セットポイントの維持のためにはさまざまなホルモンが役割を果たします。そして、その**コントロールしようとする働きは減量を達成して約1年経過してもまだ続いているのです。**

リバウンドを誘惑するホルモン

10週間の強力な食事プログラムで13・5kgの減量を達成した50人の62週後の状態を調査した報告があります[※1]。

食欲を増大させるホルモンに〝グレリン〟というものがあります。グレリンは、主に胃の神経内分泌細胞から分泌され、胃腸の運動を活発にして食べ物の摂取を強力に増加させようとします。

朝一番にはグレリンレベルが上昇しています。朝起きた時に「お腹が空いたな、何か

[※1] Priya Sumithran et al., *Long-term persistence of hormonal adaptations to weight loss,* 2011.

食べたいな」と思わせているのはグレリンです。当然グレリンのレベルが高ければずっと何かを食べたいと考えますし、意思の力で押さえ込むことができなければ実際に食べてしまうことになります。

減量後62週後のグレリンの変動を確認すると、体重減少前よりも食事前のグレリン値は高い状態でした。食後2時間後再び上昇するグレリンの値も体重減少前より高く、空腹感や食欲も減量後の方が高いという結果でした。減量に伴う基礎代謝率の低下も同じく1年経っても低下したままです[※2]。

そのため、減量を達成しても体が元の体重に戻そうとする強力な誘惑があるのです。それに打ち勝つ強い意思の力を持つ人しか、理論上はダイエットできないことになります。実際、多くの人がダイエットに失敗する、もしくは成功してもリバウンドしてしまいます。意思が弱いとか生活習慣がだらしないという問題よりも、あなた自身の体がそうさせているのだから仕方ないのです。

根本に立ち返って考えてみると、そもそもセットポイントというものがあるのにどう

[※2] Michael Rosenbaum et al., *Long-term persistence of adaptive thermogenesis in subjects who have maintained a reduced body weight,* 2008.

して太ってしまうのでしょうか？

通常太ろうと思っても、なかなか太ることはできません。約50年前にバーモント大学で行われた「実験的肥満」研究によっても示されています[※3]。痩せ型の人に対し、6カ月間過食することで体重を20％増加させるという課題が与えられました。体重の20％増加に達し、研究から解放されると参加者は数週間にわたる重度の食欲不振を示し、みるみる体重が減少しました。

体重が以前の値に近づくと、食物摂取量も通常のレベルに戻りました。このように通常体重のセットポイントを変更することは困難です。セットポイントが上昇し肥満となってしまう病因は、なんらかのエネルギーシステムの障害を伴うはずであるということになります。

[※3] Rundles RW et al., *Trans Assoc Am Physicians*, 1963.

肥満は氷山の一角、体は異常状態に 7

僕は健康について説明する時に氷山の絵を用いて説明をおこないます。氷山の大部分は海の中にあり、海の上に表れている部分は全体の数分の一程度です。

例えば、高血圧という氷山が見えていたとしても、その氷山の下には何倍もの体の異変が起こっていて、その一部が血圧上昇という形で表れているだけです。

海の下の大部分に、長年おこなってきた生活習慣、栄養価のない食生活、添加物や保存などたっぷり使った加工食品の嗜好、外で運動することもなく座りがちな日常、睡眠時間を十分に取らず体の回復作業を怠る日々。そういったものが積み重なってできた根底の原因が海の下に大きく広がっています。

たまたま血圧が上がるという氷山が表に現れる形で見えただけで、人によっては血糖値が上がることかもしれませんし、コレステロール値や中性脂肪値の上昇や骨が脆くなって骨折することかもしれません。

氷山の一角である症状は人それぞれかもしれませんが、海中の氷山に関してはほとんどの人が共通の生活スタイルの乱れから生じています。実際には明るみに出ている体の異変は、体全体の異変のほんの一部にすぎないということです。

その見えている部分の氷山に相当するもののひとつが肥満です。

肥満も同じく体全体の異変の一部として表れているに過ぎません。肥満とは、必要以上に脂肪組織内に脂肪が蓄積されている状態です。とくに、内臓脂肪と呼ばれる胃と大腸に連続する大網と呼ばれる組織や、腸の周りの腸間膜、腹膜と呼ばれる膜の裏側の後腹膜と呼ばれるところに、大量に蓄積した脂肪を持つ人はさまざまな健康上のデメリットがあることはよく知られています。

脂肪で体は酸欠状態に

脂肪組織が体にとって重要な内分泌器官であることはあまり理解されていません。脂肪組織は脂肪を貯蔵する貯蔵庫であると同時に、アディポカインという機能性のタンパク質を分泌します。その中には食欲を抑えたり、血管を誘導したり、インスリンというホルモン分泌を刺激するレプチンや、インスリン感受性を高めたり、炎症を抑える作用のあるアディポネクチンなどが含まれます。

脂肪細胞に脂肪がどんどん溜まっていく中で起こる変化として〝酸素欠乏〟があります。

満員電車にぎゅうぎゅう詰めにされて息苦しくなるような感じです。脂肪組織内で酸欠が起こると炎症を引き起こす物質であるアディポカインがどんどん分泌されるようになっていきます。結果、血圧が上昇しやすくなったり、血液中の中性脂肪値、コレステロール値の上昇も誘発します[※1]。

[※1] Paul Trayhurn, *Hypoxia and adipose tissue function and dysfunction in obesity,* 2013.

脂肪が溜まっていることは、体にとって重大な内分泌異常状態であるということを理解してください。

ポッコリお腹は、要介護・老後への始まり

内臓脂肪は女性では少ないですが、男性では30代以降急激に増えていきます。俗にいう〝ビール腹〟と呼ばれるお腹だけぽこりと出た状態は典型的な内臓脂肪過多です。

この状態になっている時は、同時に腹直筋や腹斜筋と呼ばれる腹部の筋肉の萎縮を伴います。筋肉が萎縮しているため、だらしなくお腹が出てしまうわけです。加齢に伴って生じる筋肉量と筋力の低下した状態を〝サルコペニア〟と呼びます。

人は老化により、筋量の進行的な低下とそれに伴う歩行や運動能力などの機能の低下を起こしていきます。サルコペニアという言葉は、通常、高齢者が看護や介護を要する状態とならないように対応すべき病態として考えられています。

しかし、高齢になって明るみになるだけでそのスタート地点は何十年も前から始まっ

ています。サルコペニアに対応しようとする場合、本来は若年者から開始しなくては根源的には解決できません。

肥満の人は、それだけでサルコペニア予備軍です。現時点で筋力の低下がすでに明るみに出ているからです。

Increasing Immunity
Through Eating Habits and Diet

8 20代で肥満なら、すでに認知症が始まっているかも

誰もが太っていることが不健康のサインであることは知っています。
ですが、**太っていることが認知症につながることも知っておく必要があります。**

先にも述べましたが、**脂肪組織**は単なる脂肪貯蔵のための器官ではありません。さまざまなホルモン、炎症性物質をつくり出す**内分泌器官**でもあります。そして脂肪組織から分泌される炎症性物質、遊離脂肪酸（脂肪の構成成分）が肝臓その他の臓器に作用し、正常なホルモンの働きを阻害し炎症を引き起こします。脂肪の中でもとくに内臓脂肪が体に対する悪影響を与えます［※1］。

脂肪が誘発する炎症は頭にも作用します。炎症が起こっている状態では脳のエネル

［※1］F Item & D Konrad, *Visceral fat and metabolic inflammation: the portal theory revisited,* 2012.

ギーの利用が極端に下がってしまいます。うまくエネルギーを使えない脳はその機能がどんどん低下していきます。

アルツハイマー病は60歳ぐらいから発症する認知症を引き起こす疾患です。近年では40代、50代での発症も珍しくありません。**肥満の人はアルツハイマー病発症の危険が高い**ことはこれまでも報告されています[※2]。

では、アルツハイマー病が始まるのはいったいいつでしょうか？

２０１９年の研究結果で、アルツハイマー病の病気の進行は診断される34年前からすでに始まっている可能性があることが報告されました[※3]。

認知機能の低下はアルツハイマー病と診断される11〜15年前からすでに起こっていますが、それよりはるか前からすでに病気は始まっているのです。60歳で発症している人であれば、その病変の開始は20代ということになります。

20代で内臓脂肪たっぷりの肥満であれば、認知症がすでに始まっていても不思議ではないわけです。

[※2] Jordi Pegueroles et al., *Obesity and Alzheimer's disease, does the obesity paradox really exist? A magnetic resonance imaging study,* 2018. ／ [※3] Laurent Younes et al., *Identifying Changepoints in Biomarkers During the Preclinical Phase of Alzheimer's Disease,* 2019.

内臓脂肪の多い人は脳の萎縮が進むことがはっきりと報告されています［※4］。

ＭＲＩ（核磁気共鳴画像法）を用いてウェストサイズ（内臓脂肪の量の指標）と脳の容積との関係について観察しました。

脳の表面部の神経細胞の細胞体が存在している部位を灰白質と呼びます。この灰白質の体積は内臓脂肪が多い人ほど少ない傾向にありました。さらに認知機能をつかさどる部位の萎縮が目立ち、将来の認知症リスクが懸念される結果でした。また、食欲をコントロールする部位の萎縮も目立ち、内臓脂肪がついている人ほど食欲が抑えられない可能性もあります。

［※4］Deborah Janowitz et al., *Association between waist circumference and gray matter volume in 2344 individuals from two adult community-based samples,* 2015.

Increasing Immunity
Through Eating Habits and Diet

9 健康のパラダイムを変える

あなたは健康ですか？　と聞かれた時どう答えるでしょうか？

「どこも悪いところないんで今のところ健康だと思います」と答えたり、人によっては「ちょっとお腹にお肉はついているけど健康だよ」「健康診断でちょっと血糖値が高めって言われているけど元気です」と答えるかもしれません。

しかし、これはただ単にあなたが健康だと〝思っている〟かどうかを答えているだけで、実際に健康であるかどうかとは関係がありません。

では、健康とはどういう意味でしょうか？

私の考える健康とは体の一つひとつの細胞が元気に活動している状態です。

では、細胞が元気ではないとはどういう意味でしょうか？

細胞のおこなう行為は単純に2つのみで、**「必要な栄養分を取り入れること」「不要物を排出すること」**です。必要な栄養を取り入れることができない、細胞内の不要物を排出することができない時、細胞に異常が生じます。

細胞の異常の究極の形は、がん細胞です。

がん細胞は細胞同士のネットワークを無視して自由気ままに増殖します。このような異常な細胞は免疫機能が正常に働けば即座に破壊されます[※1]。人の体には毎日なんらかの異常を起こした細胞（がん細胞の元）が生じており、免疫細胞が処理しています。免疫能力が正常に保たれていれば、がんが生じる可能性は理論上ないわけです。

私は長らく大腸がんの手術を専門に大学病院、がんセンターで勤務をしてきました。入院後に患者さんにインタビューをすると、3～4年以内に過労やストレス、離婚、死別、ペットロスなどのショッキングな出来事が起こっていた人を多く認めました。増殖の速いタイプも確かに存在しますが、一般にがんが目に見える形になって診断されるには10年以上かかると考えられています[※2]。がんと診断される人は、増殖している間、

[※1]Axel Kallies, *T cell immunosurveillance controls B lymphoma development,* 2014. ／[※2]D Craig Allred, *Ductal carcinoma in situ: terminology, classification, and natural history,* 2010.

すなわち10年以上も免疫機能がうまく働いていないということになります。

生活の積み重ねが体をつくっている

免疫機能が低下する原因は何か？

紹介するのはアメリカのナンバーワンがんセンターに選ばれているＭＤアンダーソンがんセンターから発表されている２００８年の論文です。タイトルは「がんは生活スタイルを変えることで予防できる」[※3]

これまでは、がんは遺伝的要素が高い疾患であると考えられてきました。しかし、**がんは生活習慣病であり、その90〜95％は生活スタイルを変えることで予防ができる**という内容です。このような論文が日本で紹介されることはほとんどありませんでした。免疫機能の低下の結果起こるのが、がんであるとしたら、**がんを予防するための生活スタイルの変更が免疫機能を上げることにつながることがご理解いただけると思います。**

[※3] Preetha Anand, *Cancer is a preventable disease that requires major lifestyle changes,* 2008.

生活スタイルを変えるにはどうしたらよいでしょうか？
それは食事、運動、睡眠、ストレスマネジメントの全てを見直すことです。

いつも何を食べていますか？
運動は毎日していますか？
睡眠時間を削って遊んでいませんか？
ストレスをうまく受け流すことができていますか？

これらの一つひとつの積み重ねが生活スタイルをつくっていきます。生活スタイルの変更は時間をかけてじっくり取り組む必要があります。何か健康にいい食品やサプリメントを摂るだけでは、良くなるはずがないのです。

Increasing Immunity
Through Eating Habits and Diet

10 痩せることがゴールではない

太っている人はとにかく痩せようとします。痩せればすべてうまくいく、健康になると思っています。

しかし本当にそうでしょうか？

太るということは、脂肪細胞の中に過剰に脂肪が溜め込まれている状態です。脂質の代謝異常というべきものですが、そのような脂質代謝異常は体の中のホルモン、伝達物質、酵素の働きの異常として表れます。

この異常をつくり出す原因となっているのは、私たちの一つひとつの細胞の中で起こっているさまざまな代謝の障害です。細胞一つひとつが元気で活発に働ける状態であれば、そもそも体の不調は起きませんし、免疫力が落ちたり、高血圧、糖尿病、高脂質血症、がん、肥満などの生活習慣病になったりすることはありません。

細胞の働きを障害する原因は3つです。

1つ目は細胞の機能を障害する毒素、2つ目は必要な栄養素の欠乏、3つ目はストレス。

体に入る毒素を排除し、必要な栄養素を吸収し、ストレスをマネジメントすることによりあなたの細胞は生まれ変わります。

人の細胞は毎日入れ替わっています。胃腸の粘膜は4～5日で、皮膚は28日、血液は約4カ月で全て新しいものになっています。

脳の一部の細胞をのぞいて骨や筋肉さえも毎日新しい細胞に変わっているのです。すなわち数年後の自分は今の細胞とは全く違う自分であるということです。イメージとしては新品の体になっていますが、実際には車や機械と違って、数年後の自分は単に数年ぶん老化が進んでいるだけでリニューアルした感覚を感じることはありません。それは、新しく生まれてくる細胞はこれまでの生活スタイルの延長から生まれてくるのですから、突然元気なピチピチした細胞が出てくるはずがありません。

今、何を食べるかが1年後、10年後の自分をつくる

しかし生活スタイルを改善したらどうなるでしょうか？

毎日生まれてくる細胞は元気で機能的に働き、その集合体であるあなたのエネルギー状態はどのようになるでしょうか？

人間は本来115歳まで生存できるという研究結果があります[※1]。

115歳まで生存する人は稀ですので、多くの人は本来の老化速度よりも早く老化していることになります。生活スタイルを変えずに生活していると、5年後の細胞は10歳以上老化しているかもしれないのです。

生活スタイルの改善を今始めることが重要です。あなたが何歳であっても開始するのは今です。年齢に関係なく生活スタイルを変えれば体は変わります。75歳以上であっても筋力は強化できるのですから[※2]。

[※1] Xiao Dong, Brandon Milholland & Jan Vijg, *Evidence for a limit to human lifespan,* 2016. ／ [※2] Hojun Lee et al., *Exercise training increases skeletal muscle strength independent of hypertrophy in older adults aged 75 years and older,* 2019.

細胞一つひとつが元気であれば、その集合体のあなたの体が肥満になることはありません。同じく血圧が上がったり、血糖値が上がったり、中性脂肪が上がったり、骨がもろくなったり、認知機能が落ちたり、がんになることはありません。

繰り返しますが、肥満であることは決して健康ではありません。健康な体であれば肥満になることはないし、健康的な生活スタイルを送れば自然と肥満は解消されていきます。

短期的な思考でただ体重を減らすことをしても体はダメージを受けるだけで、健康になっているわけではありません。以前の生活スタイルに戻るとすぐに元の体重に戻るだけです。決して痩せることをゴールにしてはいけません。

では、実際に生活スタイルを変えるにはどの順番で取り組んだらいいのか？

それはまず食事です。

人は食事によってエネルギーを得ますし、また食事によってダメージを受けます。毎日何を食べているかが1年後、10年後のあなたを決めます。その食事を処理しているところが腸です。腸の働きが良ければ効果的に栄養を吸収できますし、体にとって不要な、ダメージを与えるものを排除することができます。

逆に、腸の機能が悪ければどんなに良い食材をとっても効果はありません。食事を見直し、その効果を実感するためには、腸の状態、腸内環境に注目する必要があります。

次章では、腸についてお話ししたいと思います。

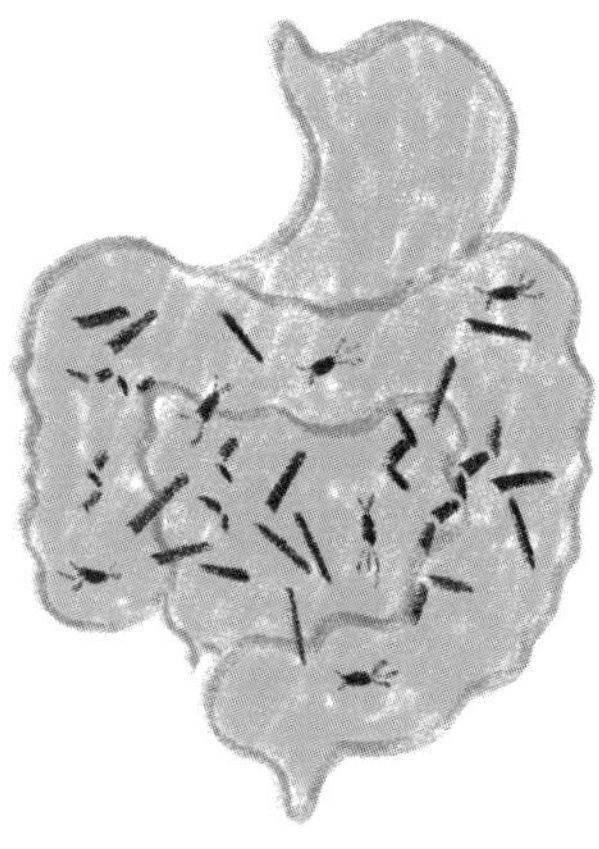

第

2

章

人は食べたものでできている、だから今のあなたの腸は燃えている

● Chapter 2

You are what you eat? — that's why your guts are on fire.

Increasing Immunity
Through Eating Habits and Diet

1 外科医が知らない腸のメリット

私は消化器外科医として20年以上手術をしてきました。

主に大腸がんの専門医として大腸はもちろんのこと胃、小腸を切除してきました。お腹の中の手術は、肝臓や胆嚢などの一部の臓器を除いて切除しておしまいではありません。腸は口から連続するひとつのチューブ状の構造をしていますので、途中を取り除いたら再び繋ぎ直さなくてはなりません。この繋ぎ直す作業を消化管の再建と呼びます。


この再建という作業は手術の中で最も神経を使っておこなう作業です。

もし、この再建部がほころぶようなことがあれば（縫合《ほうごう》不全《ふぜん》）、腸の中身がお腹の中に漏れてしまうことになります。腸の中身にはたくさんの細菌がいますので、お腹の中で細菌感染が起こり腹膜炎となってしまいます。腹膜炎は命にかかわる合併症です。

この再建の作業をより安全におこなうために、少しでも条件の良い元気な腸同士で繋ぎ合わせることをおこないます。

免疫システムの7割は腸にある

腸には、体の免疫システムの約70％が集まっています。

消化管には、さまざまな食品が入ってきて、必要な栄養分を体の中に招き入れる役割があります。その際に危険なものを体に入れないようにするために、多くの門番を腸に配置する必要があります。

外傷や腸の血流不足により痛んでしまった腸管を切除する際に気をつけることが、小腸を最低１ｍ残せるかどうかです。人は腸の長さが１ｍを切ると食事から適切に栄養を受け取ることができません。この状態を「短腸症候群」といいますが、短腸症候群では腸の免疫機能も著しく低下するため、感染に対する抵抗力が極端に低下し点滴をおこなわないと生存ができません。

残る小腸を１ｍ以上確保できれば、元気な腸と腸で繋ぎ合わせることを優先します。切除しなくてはいけないほど完全に痛んではいないけれども、もう少し切り足した方が安全に繋げるので、余分に腸を切除することはしばしばおこなわれます。大腸はとくに「便をつくる」「便を溜める」以外の機能はあまり注目されないため、同じく安全のために長めに切除されています。

腸内細菌のすみか〝大腸〟

大腸の中には１００兆個以上の細菌が存在しています。

その主な役割のひとつは、**短鎖脂肪酸**という有機酸をつくり出すことです。

大腸の腸内細菌は、この短鎖脂肪酸を食物繊維や難消化性デンプンから発酵作業をおこなってつくり出します。人は食物繊維を分解する酵素をもっていませんが、腸内細菌は分解することができます。

この短鎖脂肪酸は大腸の粘膜の栄養分となったり、大腸の炎症を押さえたりする働きのほか、血流に乗って脳でも働きます。大腸内で良い腸内細菌を保持しておくことは、健康にとって非常に重要であることが注目されるようになったのはここ10年ぐらいです。

大腸は目に見える機能は「便をつくる」「便を溜める」だけなのですが、腸内細菌に安心したすみかを提供するという目に見えない機能があるのです。

長年、大腸外科医をやってきましたが、腸の役割について詳しく知ったのはここ数年のことです。

多くの外科医は、腸は単なる〝食べ物の通り道〟で「口から肛門まで問題なく食事が通過すればよい」と考えています。〝腸内細菌の役割〟や〝免疫機能としての腸の役割〟について自主的に学習することがなければ、考え方が変わることなく同じように手術をおこなうことになると思います。

短くなった腸は元には戻りません。残った腸でこれまで腸がおこなってきた仕事を全てこなすことはできません。もし、今の僕が過去の手術をもう一度おこなったら、免疫機能の担い手としての腸、善玉菌のすみかとしての腸をいかに温存（残すこと）できるかということを考えて、安全面は十分に考慮しながら違った手術をしていたかもしれません。

機能的に働く腸が存在することのメリットを今は十分に認識しているからです。

Increasing Immunity
Through Eating Habits and Diet

2 「あなたの体はあなたの食べたものでできている」の本当の意味

「汝の食事を薬とし、汝の薬は食事とせよ」

古代ギリシアの医師、ヒポクラテスの言葉として有名な一節です。普段食べているものがその人の健康に最も影響を与えるものであるということは、古くから認識されていました。

同じくヒポクラテスの格言に「人間は誰でも体の中に百人の名医を持っている」というものがあります。人にはそれぞれ自然に自分の体を改善する能力、自然治癒力があるという意味ですが、現代ではもう少し変わった解釈ができそうです。

体の中の百人の名医とは誰でしょうか？

それは、腸内の細菌たちだと考えられます。腸内細菌の仕事ぶりは私たちが想像している以上です。

腸内細菌は、私たちの腸の中で、

・食事からの栄養成分の抽出及び吸収の補助
・病原菌などから体を防御するための免疫機能の一部としての役割
・腸の上皮細胞を保護するための働き

など、多彩な役割をこなします。

百人の名医がいるからこそ、効能は得られる

人は本来、炭水化物の分解は得意ではありません。そのため、腸内の細菌が炭水化物を分解する酵素を補助してくれることによって消化吸収ができています。

バクテロイデス・シータイオタオミクロン（Bacteroides thetaiotaomicron）という細菌は、２６０以上の炭水化物分解酵素をつくり出します。さらに、この細菌は脂肪の分解にも関与しています。もちろん、タンパク質を分解する酵素もつくり出します。

分解するだけではなく、腸内細菌は私たちに必要な物質をつくり出したりもします。リラックス効果のある神経伝達物質であるガンマアミノ酪酸（ＧＡＢＡ）などの神経伝達物質は腸内でつくられます。さらに、ビタミンＢやビタミンＫも腸内で合成して供給してくれています。

植物に含まれているポリフェノールは、抗酸化作用が強く、活性酸素などの有害物質を無害な物質に変える作用があります。健康食品でも多く取り上げられるポリフェノールですが、実はここでも腸内細菌がかかわっています。

ポリフェノールは、ブドウ糖、ガラクトース、ラムノース、リブロースなどの糖と結合した状態で存在します。ポリフェノールが活性化するためには、この糖が取り除かれなくてはならないのですが、この役割を腸内細菌がおこないます。ポリフェノールには、リンゴ、ブドウ、ブロッコリーなどに含まれるフラボノイドや、ブルーベリーに含まれるアントシアニジン、大豆に含まれるイソフラボンなどがありますが、**腸内細菌が活性化してくれなければその効能を発揮してくれない**のです。

「あなたの体は、あなたの食べたものでできている」とはよく言いますが、必ずしも正確ではありません。

食べたものが体に良い作用をしてくれるかどうかは、**腸内細菌がどう処理して吸収するかによって決まります。**どんなにいい食材をとっても、どんな良質なサプリメントをとっても、体にとって必要な形になるように腸内細菌が働いてくれなければ全く意味がありません。

ヒポクラテスは、腸内細菌が働いてくれているなどとは全く想像だにしなかったとは思いますが、私たちはみな実際に体の中に百人の名医を抱えています。

Increasing Immunity
Through Eating Habits and Diet

3 免疫器官としての腸

体の免疫機能の中心である腸は、さぞかし厚い壁で防御されているのではないか？と想像するかもしれません。しかし実際は、その厚さはわずか細胞1個。「腸粘膜上皮」と呼ばれる腸の細胞1個のみが腸の中と体の中を分けているのです。

体に侵入してくる病原菌、毒素はほとんど食物を通じて入ってきます。栄養素を消化及び吸収するという仕事を実行するのと同時に、感染性の細菌、ウイルス及び毒素性物質の存在を感知し、それらから防御する攻防は細胞1個を介しておこなわれています。

当然ですが、この細胞1個を守るためにさまざまな援軍が配置されています。細胞の裏側には「腸関連リンパ組織」と呼ばれるリンパ組織が強固に背後を固めています。すぐに出動できるようにさまざまなリンパ球が待機しています。「樹状細胞」という免疫細胞は腸上皮細胞の隙間からアンテナを伸ばして見張りをし、アンテナに何か引っかかった場合は、すぐに周囲の免疫細胞に情報を知らせます。

腸上皮の上には「粘液」という厚い絨毯が敷き詰められています。

この粘液のおかげで、病原菌、毒素と腸の細胞が直接に接することがないように保護されています。粘液の中にはIgA（免疫グロブリンA）というパトロール部隊が巡回し、怪しい細菌や毒素の侵入に対して目を光らせます。

そして、粘液の中には後述する腸内の共生する細菌が定着して、悪玉菌が住み着くことができないように縄張り争いをおこなってくれています。

このような盤石な防御網があるように見えますが、意外な弱点があります。

それは、1層の腸上皮細胞同士の隙間が〝緩んで〟しまうと、簡単に病原菌や毒素、そして未消化の食事成分が体内に侵入してしまうのです。通常は、腸細胞同士の隙間はしっかりと鍵がかけられています。しかし、腸内が慢性的に炎症を起こしたりすると、この鍵が外されてしまいます。この状態を**「リーキーガット（leaky gut：漏れる腸）」**と呼びます。

リーキーガットは正式な医学用語ではありません。「腸管透過性の亢進《こうしん》」がその状態を表す医学用語です。透過性とは、腸の壁を越えて物質の入り込みやすさを意味します。腸の壁を越えて体内にいろいろな物質が入り込むと、その処理をするのは免疫細胞です。免疫細胞は過剰に反応することを強いられます。本来の働き以上に免疫細胞が働く状態が続くと、免疫機能の調整が次第に狂っていきます。

体内に侵入した物質に対してリンパ球は**「抗体」という武器**をつくります。抗体は、侵入してきたものが再度侵入してきた時に素早く攻撃をしかけるためのシステムです。

通常、この抗体は自分自身の組織を攻撃することはありません。しかし、**免疫機能の調整に異常が生じると、この抗体という武器が自分自身の体を攻撃してしまう**という現象が起きます。

このような体内の抗体が自分自身を攻撃してしまう病態を**「自己免疫疾患」**と呼びま

す。免疫機能の異常を引き起こしてしまうリーキーガットと、喘息、1型糖尿病、セリアック病と呼ばれるような自己免疫疾患はしばしば合併します［※1］。

免疫の異常は、アレルギーという形で現れる場合があります。そして、そのアレルギーの原因にリーキーガットが隠れている場合があります［※2］。腸内の環境が乱れて炎症を慢性的に引き起こすと、リーキーガットを起点にさまざまな病態が引き起こされることを理解してください。

［※1］Jean Robert Rapin & Nicolas Wiernsperger, *Possible links between intestinal permeability and food processing: A potential therapeutic niche for glutamine,* 2010. ／［※2］P G Jackson et al., *Intestinal permeability in patients with eczema and food allergy,* 1981.

Increasing Immunity
Through Eating Habits and Diet

4 腸内細菌という門番

腸内の環境の悪化が全身の悪化につながります。

そのため、私たちの体は良い腸内環境を維持するためにさまざまな体のシステムが備わっています。そして、腸内環境を維持する働きを担うのは僕たちだけではありません。腸内に住む腸内細菌もまた、腸内環境維持のために働いてくれています。

腸の表面積は約４００㎡あり、テニスコート１面分あります。

そこに腸内細菌が配置されており、その細菌の総重量は２～３kgあります。腸内細菌といいますが、その組成は細菌だけでなく真菌、古細菌、ウイルス、原生動物なども存在し、その種類は２０００以上が共存しています。

腸内細菌は、細菌同士はもちろん、体の細胞ともコミュニケーションを取りながら腸内環境を維持しています。コロニーと呼ばれる集落を形成し、もし他の菌、ウイルスが侵入してきても生着させないように排除します。また、「バクテリオシン」という抗菌剤を産生し、病原菌を直接攻撃します。

見知らぬ顔の菌が侵入してきた場合、好中球、リンパ球など体のパトロール部隊に知らせ、免疫反応を誘導する役割も腸内細菌はおこなっています。このような共生関係は生後１０００日程度で完成します。そのため、だいたい3歳までの間に腸内細菌との関係性は構築され、生涯にわたり影響を与えます。

風邪をひきやすいとかお腹をこわしやすいなど、感染症にかかりやすい体質になるかどうかは、この年齢までにおおよそつくられてしまいます。

4日の食事でも腸内細菌は影響を受ける

では、腸内細菌はこのまま変わることはないのか？

そうではありません。同じ人であっても季節によって食べるものが異なると腸内細菌の内容、多様性が変わることが報告されていることからも、食事内容に注目することは重要です［※1］。

腸内細菌は、毎日少しずつ食事の影響を受けて変化します。わずか4日程度の食事でも、腸内細菌の組成に影響をあたえることが分かっています［※2］。4日間、動物性タンパク質、脂質中心の食事を摂ると、組成の変化を認めます。動物性タンパク質中心の食物繊維の少ない食事では、腸内細菌は短鎖脂肪酸（酪酸、酢酸、プロピオン酸）をつくることができません。

この中でも、酪酸は腸の粘膜の炎症を抑える効果があり、正常な免疫機能を維持するうえで重要な物質です［※3］。動物性タンパク質中心の低線維食では酪酸の低下、酪酸産生菌の減少が起こってしまいます。

4日間で変化した腸内細菌ですが、食事を戻すと2日程度で元の状態に回帰します。腸内細菌の基本組成は堅固に守られるので、少々の乱れた食事では元の状態に戻ることができます。しかし、その食事が1カ月、1年と続くと乱れてしまった腸内細菌が、基本の腸内細菌の組成になってしまうかもしれません。いったん、できあがった腸内細菌の組成は短期間では変わらないことから、基本組成が乱れてしまった腸内細菌を正常に戻すのにも時間がかかることが理解できると思います。

［※1］Emily R Davenport et al., *Seasonal variation in human gut microbiome composition*, 2014.／［※2］Lawrence A David et al., *Diet rapidly and reproducibly alters the human gut microbiome*, 2014.／［※3］Aleksandra Tomova et al., *The Effects of Vegetarian and Vegan Diets on Gut Microbiota*, 2019.

Increasing Immunity Through Eating Habits and Diet

5 腸内細菌の組成を変えるもの

腸内細菌の組成は、どのようにして変わるのでしょうか？
第一に年齢です。幼児期に比べてバクテロイデスやビフィズス菌といった細菌は、青年になるにつれ、その割合が減少していきます。そして、さらに30代から70代にかけて大腸菌やブドウ球菌の割合（本来好ましくない）が増えていき、ビフィズス菌などはさらに減少していきます。

それに伴い、ビタミンB12などを合成する能力、酵素の合成能力、免疫機能が低下し、ストレスに対する反応が大きくなります。いわゆる善玉菌の割合が減少していくため、年齢を経るにつれて腸内細菌へのダメージを避けることを心がける必要があります。

腸内細菌の組成は、食生活を含む生活習慣やストレス、環境要因によっても変わっています。前節でもお話ししましたが、口から入るもの、食事が最も腸内細菌に影響を与えるものです。しかし、もうひとつ口から入るもので、腸内細菌に大いに影響を与える、忘れてはならないものがあります。それは**抗生物質**です。

腸内細菌は抗生物質によって、修復不能なダメージを受ける可能性も

抗生物質は、咽頭炎、扁桃炎、気管支炎、肺炎、急性腸炎などの際に処方されます。抗生物質は病気の原因となっている細菌を死滅させるために投与するのですが、実際は、本来ダメージを与えたくない体のさまざまの場所の共生菌にもダメージを与えてしまいます。

抗生物質の投与は腸内の細菌の組成を短期間に大きく変えてしまいます。

急性副鼻腔炎（副鼻腔は鼻の周囲の骨の空洞、副鼻腔炎は別名〝蓄膿症〟ともいいま

す）の患者に、10日間アモキシシリンという抗生物質を投与した際の腸内細菌の変化を見た研究があります［※1］。

抗生物質の投与当日の便には、さまざまな細菌が存在していることを認めました。しかし、投与後４日目の便の中には、投与当日には存在していたビフィズス菌などは認められず、投与当日の便には２％しか含まれていなかったエンテロバクターが34％も含まれていました。

抗生剤の投与が終了し、投与後24日目には失われた細菌が再び戻ってきましたが、ビフィズス菌は検出されませんでした。一般に抗生物質による腸内細菌の変動は、投与後３～４日後ですでに起こり、投与終了後１週間程度で元の状態に戻っていきます。しかし、完全には投与前の状態には戻りません。そして、投与後６カ月経っても完全には戻っていません［※2］。数日間投与する抗生物質は、腸内細菌に修復不能なダメージを与える可能性があります。

１９２８年に最初の抗生物質（ペニシリン）を発見して以来、人類はさまざまな病原菌の攻撃から守られ、何百万人もの命が救われてきました。抗生物質は人類が病原菌か

[※1] Vincent B Young & Thomas M Schmidt, *Antibiotic-associated diarrhea accompanied by large-scale alterations in the composition of the fecal microbiota*, 2004. ／ [※2] Les Dethlefsen & David A Relman, *Incomplete recovery and individualized responses of the human distal gut microbiota to repeated antibiotic perturbation*, 2011.

ら身を守るための武器です。しかし、中には抗生物質が効かない細菌（耐性菌）も存在します。

抗生物質投与後に再び細菌が戻ってくる際には、相対的にそのような抗生物質耐性の細菌の割合が増加してしまいます。その増加する細菌が病原菌（人に対して害を引き起こす菌）であった場合、その細菌が病原性を発揮したら治療法がありません。

そのため、医療機関では、感染症に対しての抗生物質の使用に慎重になってきています。腸内で起こる激しい変化を知れば、風邪をひいたから抗生物質をくださいなどと軽々しく医療機関で要求はしないはずです。

Increasing Immunity
Through Eating Habits and Diet

6 腸内細菌が変化してしまうと……

腸内細菌の割合が変わると何が変わるのでしょうか？

腸内細菌の割合はおおよそ善玉菌20％、悪玉菌10％、日和見菌70％です。日和見菌とは、善玉菌優勢の時は善玉菌の味方、悪玉菌優勢の時は悪玉菌の味方をします。よって、腸内は微妙に善玉菌が優勢の状態が保たれています。

しかし、抗生物質の投与はこの状況を一変します。一般に、抗生物質耐性菌は悪玉菌に多く、またカンジダなどの真菌は抗生物質で攻撃を受けないためそのまま残ります。抗生物質投与後に再び菌が増殖する場合は、これら悪玉菌の割合が増加する傾向になります。

腸内細菌の特定の集団が失われると、代謝産物が変わり、腸内の微小環境が変化します。善玉菌の減少は、想像以上に全身への影響が出現します。

ビタミンB、ビタミンKの合成は、主に乳酸菌やビフィズス菌がおこなっています。とくにビタミンB2、葉酸は腸内細菌の合成が大きな比重を占めます。**ビタミンの合成低下は全身の代謝に影響を与えます。**

また、脂肪を分解吸収するために肝臓から分泌される消化液が胆汁です。胆汁の中の主成分の胆汁酸は、抱合と呼ばれる代謝を受けて腸の中に分泌されます。そして、胆汁酸の90%以上は小腸から再吸収されています。

再吸収するには抱合を外す（脱抱合）必要がありますが、この脱抱合するのは乳酸菌、ビフィズス菌、バクテロイデス、クロストリジオイデスなどの腸内細菌です。

これらの細菌が減少してしまうと、胆汁酸を再吸収できなくなってしまい、脂肪の消化吸収に問題を引き起こします。腸内細菌は、腸内細菌同士でもお互いに必要な物質のやりとりをしています。例えば、ビフィドバクテリウム・アドレセンティス（Bifidobacterium adolescentis）という細菌は、オリゴ糖や食物繊維を発酵して乳酸と酢酸をつくり出します。酪酸産生菌は、直接はオリゴ糖や食物繊維を分解できませんが、乳酸と酢酸は利用することができます。よって酪酸産生菌にとってビフィドバクテリウム・アドレセンティスはなくてはならない存在です。

気づかぬ間に取り込んでいるかもしれない抗生物質

自分はあまり病院にも行かないし、抗生物質による腸内細菌の問題は無関係だと思っていませんか？

病院で使用されている抗生物質は、日本で使用されている抗生物質の総数の３分の１しかありません。では、残りの３分の２はどこに使われているのか？　それは食用の魚や家畜の病気の治療のために使われています。

残留濃度が一定以下であれば出荷されるため、養殖の魚や牛肉、豚肉、鶏肉にはある程度抗生物質の成分が残っている可能性があります。直接抗生物質が残留していなくても、抗生物質耐性菌が付着しているかもしれません。

腸内では、細胞同士で遺伝子の受け渡しがおこなわれています。抗生物質耐性の遺伝子を持った細菌が入ってくることは、その遺伝子の受け渡しを通じて、抗生物質を投与されたのと同じ状況が腸内で起こる可能性があります。

養殖の魚や食肉をよく食べる人はそれだけ抗生物質と抗生物質耐性菌にさらされる危険があります。

そのため、**抗生物質を服用した後には何を食べるかについてとくに慎重になる必要があります。**

簡単に思いつく方法としては、プロバイオティクスと呼ばれる善玉菌を摂取することです。乳酸菌、ビフィズス菌、サッカロミセスなどのサプリメントの摂取が、抗生剤摂取後の重篤な腸炎を予防する可能性があることは報告されています[※1]。

しかし、それよりももっと重要なのは、**この食べ物は善玉菌が果たして喜ぶ食事か？**をよく考えて摂取することです。

[※1] Joshua Z Goldenberg, Dominik Mertz & Bradley C Johnston, *Probiotics to Prevent Clostridium difficile Infection in Patients Receiving Antibiotics*, 2018.

Increasing Immunity
Through Eating Habits and Diet

脳の炎症が体の不調に 7

あなたが今、体重増加で困っているとしたら、体重を減らせない原因はなんだと思いますか？

「ご飯やおやつを我慢できないから」と、意思が弱いことをその原因だと考えているなら、あなたはおそらくこの先も痩せることはできないでしょう。

あなたは腸内細菌をもっと理解する必要があります。

腸内細菌の細かい組成は個人で大きく異なりますが、門という大きな分類で見てみると「フィルミクテス門」（ラクトバチルス〈乳酸菌の大部分〉、クロストリディオイデスなど）と「バクテロイデス門」（バクテロイデス、プレボテラなど）の細菌で90％以上を占めています。

腸内細菌は、食材からどの程度エネルギーとして吸収するかをコントロールしています。この現象は、マウスの実験にて確認されました。無菌状態のマウスは、餌を与えても体重が増加せず脂肪蓄積が起こりませんでした。そこで正常のマウスの腸内細菌を移植したところ、餌の量を減らしたにもかかわらず体重は増加し、体脂肪が60％も増加したのです[※1]。

さらに、その現象は人の腸内細菌でも確かめられました[※2]。

無菌マウスに痩せた人の腸内細菌を移植しても体重は増加しなかったのに対して、太った人の腸内細菌を移植したらマウスの体重は増加しました。そして、太る腸内細菌か痩せる腸内細菌かの秘密は、フィルミクティス門とバクテロイデス門の腸内細菌の比率にあることが分かったのです。

〝デブ菌〟の正体は腸内細菌の比率

肥満の人の腸内細菌は、痩せた人のものに比べてフィルミクティス門の細菌が20％多

[※1] Fredrik Bäckhed et al., *The gut microbiota as an environmental factor that regulates fat storage*, 2004. ／ [※2] Peter J Turnbaugh et al., *An obesity-associated gut microbiome with increased capacity for energy harvest*, 2006.

く、バクテロイデス門は90％少ないことが分かりました[※3]。

フィルミクティス門の細菌は食事からより多くのカロリーを抽出することができます。腸内のフィルミクティス門比率が高ければ、それほど食べていないにもかかわらず太ってしまう、全然痩せられなくても不思議ではないのです。

フィルミクティス門とバクテロイデス門の比率の変化による影響は、カロリーの抽出の問題だけではありません。バクテロイデスは食物繊維から発酵してより多くの短鎖脂肪酸をつくり出します[※4]。

この**短鎖脂肪酸は、大腸内の炎症を抑える働き**があります。

バクテロイデスが少なくなると、相対的に短鎖脂肪酸の量が低下し炎症が起きます。この腸内の炎症は腸内にとどまりません。炎症が起こると炎症性のサイトカインという物質が全身に放出され、脳にも脂肪細胞にも炎症を引き起こします。

脂肪細胞、とくに内臓脂肪は過剰に脂肪が溜まり込むと炎症を起こします。腸の炎症は、この脂肪の炎症に拍車をかけることになります。脂肪を落とすためには、脂肪の炎症をまず取り除かなくてはなりません。脂肪の炎症を取るためには、それを悪化させている腸の炎症にまず注目することです。

[※3] Peter J Turnbaugh et al., *An obesity-associated gut microbiome with increased capacity for energy harvest*, 2006. ／ [※4] Carlotta De Filippo et al., *Impact of diet in shaping gut microbiota revealed by a comparative study in children from Europe and rural Africa*, 2010.

Increasing Immunity
Through Eating Habits and Diet

8 食事で誘発される腸内細菌の乱れとリーキーガット

現代の食事は、糖分と脂肪が豊富です。

コンビニなどでは、エネルギー密度の高い食品（カップラーメンなどの加工食品：「kcal／g」の数値が高いもの）の形で手軽に摂取できるようになっています。エネルギー密度の高い食物の慢性的な摂取は肥満に直結します。高糖質と高脂質の食事の結果、腸内細菌が乱れることや、その結果として、肥満が誘発されることがラットの実験で示されています［※1］。

ラットに高脂肪／高糖質食、低脂肪／高糖質食を与え、対照群に低脂肪／低糖質食を4週間与えて観察しました。高脂肪／高糖質食、低脂肪／高糖質食を与えたラットは体

[※1] Tanusree Sen et al., *Diet-driven microbiota dysbiosis is associated with vagal remodeling and obesity*, 2017.

重と体脂肪の増加を示し、その腸内細菌は肥満型の腸内細菌比率であるフィルミクティス／バクテロイデス比が増加していました。

高脂肪食で炎症性の細菌が増える

この研究では、さらに高脂肪／高糖質食、低脂肪／高糖質食を与えたラットの血液内に、炎症性の伝達物質（サイトカイン）の増加を認めました。これは、食事が体内で炎症を引き起こしていることを示します。

それと同時に**LPS（Lipopolysaccharide：リポ多糖類）**という物質が腸内、血液中に増加していることも示されています。LPSは、グラム陰性菌という細菌の細胞壁の構成成分であり、腸内では豊富に認められます。しかし、このLPSが血液中に入ると激しい炎症を引き起こすことが知られています。

高脂肪食を摂取などで腸内細菌が乱れると、プロテオバクテリア門の細菌（キャンピロバクター、緑膿菌など）が増加します。

プロテオバクテリアはＬＰＳを持つ炎症性の細菌です［※2］。通常は血液中にＬＰＳが侵入しないように腸の細胞の隙間は固く鍵がかけられています。しかし、腸内のＬＰＳが増加すると、その鍵がこじ開けられてしまい、リーキーガットが誘発されます。リーキーガットが引き起こされると、そのこじ開けられた隙間からＬＰＳが体内に流入してさらに炎症が引き起こされるのです。

このＬＰＳの血液内への流入が肥満に大いに関係します。

成人男性の研究でＬＰＳの濃度の高い人は、エネルギー摂取量が増大することが分かっています［※3］。そして**LPSの増加は食欲の増進と体重の増加につながります**が、このメカニズムは腸と脳の密接なかかわりに関連します。

[※2] Na-Ri Shin, Tae Woong Whon & Jin-Woo Bae, *Proteobacteria: microbial signature of dysbiosis in gut microbiota*, 2015.／[※3] Jacques Amar et al., *Energy intake is associated with endotoxemia in apparently healthy men*, 2008.

Increasing Immunity
Through Eating Habits and Diet

9 脳と会話する腸——〝腸脳相関〟

外科医は、腸をただの〝食べ物の通り道〟と考えていることは最初にお話ししました。腸は、独立した消化吸収のみをおこなう器官であるという考え方は外科医だけのものではありません。現代医学では、各臓器は独立した器官として存在し、それぞれの機能を独立しておこなっているととらえています。

そのため、頭は頭の医師が、心臓は心臓の医師が、肺は肺の医師がそれぞれ専門的に扱います。しかし、この考え方はすでに時代遅れであることが認識されつつあります。

とくに、腸と脳は密接なかかわりあいを持ち、「腸脳相関」という言葉が医学論文にも掲載されるようになってきました。**腸には免疫システムの70%が配置されています**が、同様に神経組織も多く配置されています。腸の神経細胞の数は５０００万から１億にのぼり、これは脊髄の神経細胞数に匹敵します。

そのため、腸は「第2の脳」とも呼ばれています。**腸と脳は常に神経を通じて直接会話をしたり、ホルモン、メッセンジャーを介して交信をしたりします**。

そして、肥満の原因として、腸内細菌がつくるＬＰＳが重要な役割をはたしています。

腸内細菌が乱れれば、脳の機能も乱れる

「迷走神経」は、脳と腸をつなぐ脳神経です。

迷走神経は食物の摂取、とくに食事量を制御するうえで重要な役割を果たします。迷走神経は、脳からの刺激を腸管に伝える神経であるのと同時に、腸からの刺激を脳に伝える神経でもあります。

腸には、腸上皮細胞のほかに「腸神経内分泌細胞」という細胞が存在します。腸神経内分泌細胞は、各種の神経伝達物質を分泌します。この細胞の分泌する〝満腹ペプチ

ド〟と呼ばれる「コレシストキニン」という物質は、満腹感を感じる消化管ホルモンです。

コレシストキニンは、腸に存在する栄養素の量と質に関する情報を、迷走神経を介して脳に届けます。全身に炎症を誘発する腸から流入したＬＰＳは、このコレシストキニンによる満腹感を感じにくくしてしまいます。ＬＰＳによって腸から脳へ伝わるメッセージが乱されてしまった結果、食欲が増進し肥満が誘発されます。

腸内細菌が誘発するＬＰＳによって私たちは脳の機能を乱されてしまうのです。

では、腸内細菌のもたらすＬＰＳによって誘発される腸の炎症を解決する手段はないのでしょうか？

これも実は腸内細菌が大きな鍵を握っています。**腸内細菌がつくり出す短鎖脂肪酸、とくに酪酸は腸の炎症を抑え、ＬＰＳによって引き起こされるリーキーガットを改善する作用があります**［※1］。腸内細菌が酪酸をつくるには食物繊維が原料としてなくてはなりません。**現代食で不足しがちである食物繊維をとらなければ、腸の炎症は改善されません。腸の炎症を解消する食物繊維を摂ることもダイエットには必要なのです。**

[※1] Luying Peng et al., *Butyrate enhances the intestinal barrier by facilitating tight junction assembly via activation of AMP-activated protein kinase in Caco-2 cell monolayers*, 2009.

Increasing Immunity Through Eating Habits and Diet

10 腸を改善して内臓脂肪を減らす

脂肪細胞は、中性脂肪をその中に溜め込めば溜め込むほど、炎症性の伝達物質（サイトカイン）を放出し続けます。

ダイエットが成功するということは、脂肪細胞に過剰に溜まり込んだ中性脂肪が放出されて元の大きさの脂肪細胞に戻り炎症がなくなることを意味します。

リーキーガットが腸に起きていると、体内のいたるところに炎症が起きます。

もちろん、脂肪細胞もその影響を受けて炎症を持続的に起こし続けることになります。

リーキーガットの状態では、必ず腸内細菌の組成も乱れています。ダイエットをしようと思ってカロリーばかりに意識を向けても、腸内細菌が乱れた状態でリーキーガットが改善しなければ、全く減量が進まない可能性もあるわけです。

腸内細菌のバランスが崩れ、リーキーガットを引き起こす原因は、過剰な糖質、過剰な脂質などの食事、抗生物質だけではありません。

ストレス状態もまたリーキーガットを引き起こします。人の研究では、人前でスピーチをする（軽度のストレス状態）だけでリーキーガットが誘発されることが証明されています[※1]。

これは、ストレスホルモンであるコルチゾールの影響と考えられています。動物実験では、この**コルチゾールが高いと乳酸菌やビフィズス菌などの善玉菌が減少する**ことが証明されています。慢性的にストレスにさらされている人は、絶えずリーキーガットの状態になっているかもしれません。

ストレスを解消することがダイエットの取り組むべき課題である人もいることになります。

そのほかにもリーキーガットを誘発する要因には、アルコール、カフェイン飲料、着色剤、防腐剤、酸化防止剤などの食品添加物、牛乳・乳製品の摂取、非ステロイド系抗炎症薬や避妊用ホルモン（ピル）などの薬、水銀、鉛などの重金属の蓄積などさまざま

[※1] Tim Vanuytsel et al., Psychological stress and corticotropin-releasing hormone increase intestinal permeability in humans by a mast cell-dependent mechanism, 2014.

なものがあります。

結局のところ、**たかがダイエットではなく、生活スタイル全般の向上を意図してダイエットに取り組む必要がある**ということです。

リーキーガット、慢性炎症を起こしている脂肪細胞の裏側でもうひとつ体に重大な問題が生じています。

それは**インスリン抵抗性というホルモンの異常**です。

この**インスリンというホルモンは血糖値を下げるホルモン**として認識されていますが、もうひとつ重要な役割があります。**インスリンは、別名〝脂肪蓄積ホルモン〟とも呼ばれ、体内に脂肪が蓄積される働きをする唯一のホルモン**です。

このインスリンの働きに異常を生じた状態がインスリン抵抗性です。脂肪蓄積に関連するホルモン異常が生じているとすると、肥満に大いに関連することは想像に難くありません。

次章では、インスリンを始め、肥満の際に生じているさまざまなホルモン異常に関してお伝えします。

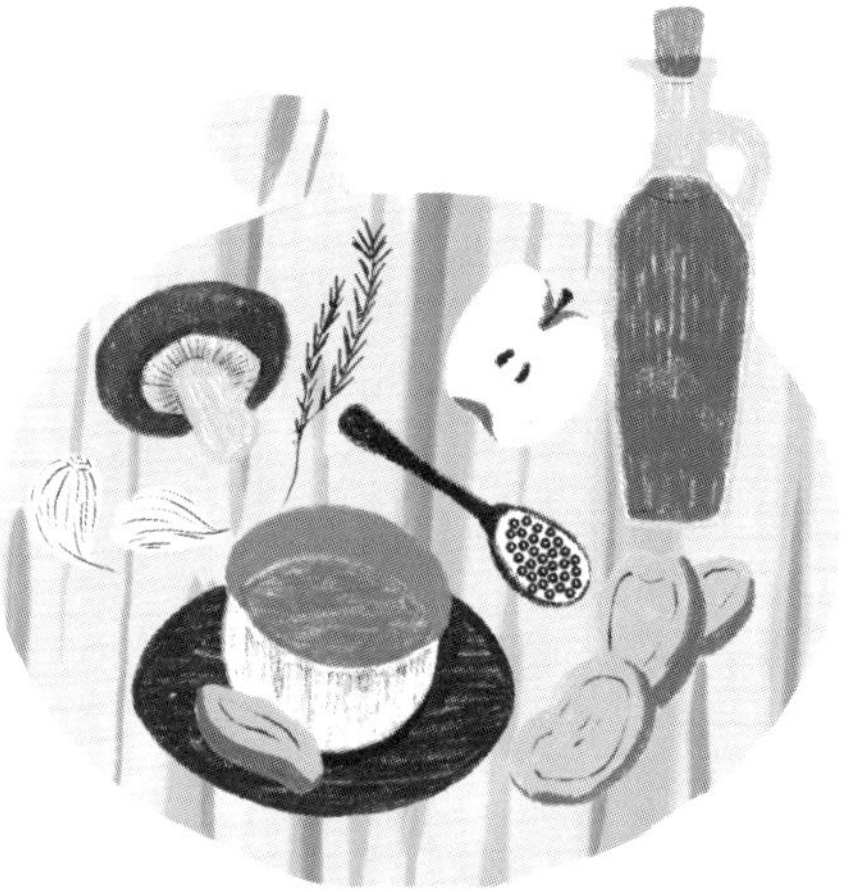

第3章

現代人が
痩せにくいのは、
ホルモン異常のせい

● Chapter 3
Hormonal imbalances might be stopping you from losing weight.

1 日本人は加工食品を食べすぎている

日本人の食生活は、炭水化物の割合が多いことが特徴です。

摂取カロリーは、１９７５年をピークに実は年々下がってきていますが、カロリーに対する炭水化物の割合は一貫して約60％です。日本人が食べている炭水化物の内容が年々変わってきているということになります。

現代では、**米やいもを食べる割合が減少し、パン、パスタ、そしてさまざまなコンビニなどで手軽に入手できる加工食品に変わってきています。**お弁当、お惣菜、お菓子、アイスクリーム……すべて高度に加工された食品です。

肥満の割合は右肩上がりで上昇している現状を考えると、そういった食生活の変化が肥満に関連していることは容易に想像がつきます。

加工食品には、さまざまな添加物が加えられています。

一度パッケージの裏を見てもらうと、成分が1～2行でおさまる食品は少なく、よく分からないものが大量に入っています。保存料、乳化剤、着色量などなど。単に〝しょうゆ〟と書かれていてもその醤油は化学的に合成されているものが大部分です。しょう油ドレッシングなどには細かい表示義務がないので食品全体ではどれだけ添加物が加えられているのかは分かりません。

購入する前に表示を見て「僕たちはこんなものをおいしいと思って食べているのか？」と気づいてください。

僕も以前は疲れたらチョコレートを買い、夕方手術が終わったら煎餅を食べ、健康にいいからと思って100％フルーツジュースを飲み、カロリーを気にしてゼロキロカロリーの炭酸飲料を飲んでいました。健康を考える機会を得ずにそのまま生活していたらどうなっていたのか？　恐ろしいことです。

しかし、現代の日本人の多くは、加工食品を気にすることなく毎日摂取しています。

亜鉛不足で病気のリスクが上がる

食品は、その加工程度によってグループ1からグループ4まで分けられます。

グループ1は、そのままの食品です。野菜、果物、卵、牛乳、食肉など何も加工を受けていない食品のことです。

グループ2は、種を絞った油、牛乳からつくったバター、サトウキビ、とうもろこしから精製した砂糖、海の水からつくった塩、大豆を発酵させた醤油などのように、食品として利用しやすいように精製されたものです。

グループ3は、グループ1とグループ2を組み合わせてつくった食品で、家庭でつくる食事はほとんどこれにあたります。そして、グループ4が高度加工食品といわれるもので、清涼飲料、スナック、加工肉製品、調理済みの冷凍食品など私たちがスーパー、コンビニで見かける大部分の食品です。この高度加工食品を摂取する人は、ビタミンB群や亜鉛などの栄養不足に陥ります[※1]。

亜鉛は、免疫力に関係する重要な微量元素です。そして、高度加工食品摂取者は、心

[※1] Raphaela Cecília Thé Maia de Arruda Falcão et al., *Processed and ultra-processed foods are associated with high prevalence of inadequate selenium intake and low prevalence of vitamin B1 and zinc inadequacy in adolescents from public schools in an urban area of northeastern Brazil*, 2019. ／ [※2] Bernard Srour et al., *Ultra-processed food intake and risk of cardiovascular disease: prospective cohort study (NutriNet-Santé)*, 2019.

血管疾患とすべての原因による死亡のリスク増大[※2]、全がんおよび乳がんのリスク増加[※3]などが報告されています。そして肥満リスクの増加もあります[※4]。

ホルモン異常を引き起こす外食生活

では、どうして高度加工食品を食べることが肥満につながるのでしょうか？

その原因のひとつは、その加工食品に**内分泌《ないぶんぴ》撹乱物質《かくらんぶっしつ》が含まれており、ホルモン異常を起こすためではないかと考えられています。**内分泌撹乱物質とは、身体の内分泌系を妨害し、人間と野生生物の両方に発生・生殖の問題、神経や免疫への悪影響をもたらす可能性がある物質です。

男性ホルモンと呼ばれるアンドロゲン、女性ホルモンと呼ばれるエストロゲンの働きに影響を与えて、不妊、前立腺がん、乳がん、肥満、糖尿病、免疫不全などを起こすことが報告されています[※5]。

フタル酸エステルは、プラスチックをより柔軟にするために使用されますが、食品接

[※3] Thibault Fiolet et al., *Consumption of ultra-processed foods and cancer risk: results from NutriNet-Santé prospective cohort*, 2018. ／[※4] Shanti Velmurugan et al., *Dietary nitrate improves vascular function in patients with hypercholesterolemia: a randomized, double-blind, placebo-controlled study*, 2016. ／[※5] Leonardo Trasande et al., *Estimating burden and disease costs of exposure to endocrine-disrupting chemicals in the European union*, 2015.

触材料（プラスチックや再生段ボールの食品パッケージなど）、パーソナルケア製品、医療用チューブなどに使用されています。アメリカでの調査では、外食（外で食品を買って食べる）の比率の高い人は、家で食事をするだけの人に比べて55％多くフタル酸エステルが体内に蓄積していると報告されています[※6]。

この傾向は、若者であればあるほど顕著でした。これは日本でも当てはまります。外食すればするほど、プラスチックに接した食品を食べる頻度が増します。コンビニでお弁当を買って、さらに電子レンジで加熱するたびに包装のプラスチックからフタル酸エステルが溶け出ています。**コンビニ中心の食生活をしている若者は、ホルモン異常のリスクが高いことになります**。周りの大人がそのリスクを教えてあげるべきです。

[※6] Julia R Varshavsky et al., *Dietary sources of cumulative phthalates exposure among the U.S. general population in NHANES 2005-2014*, 2018.

Increasing Immunity
Through Eating Habits and Diet

脂肪を溜めるホルモン 2

肥満にもっとも関連するホルモンはインスリンです。**インスリンとは膵臓から分泌されるホルモンで、一般的に血糖を下げるホルモン**と考えられています。体の中に糖分（ブドウ糖）が吸収されると、その刺激により膵臓から分泌されます。通常は、体内に糖分が吸収されてもすぐにインスリンが働いて血糖を下げてくれるので、血液中の血糖値はほぼ一定に保たれます。

血糖値をすぐに上昇させるものとしてまず浮かぶのは砂糖です。

しかし、実際はご飯やパンの方が血糖値を上昇させる効果は高いのです。食品による血糖値を上昇させる程度を数値化したものが「グリセミック指数（glycemic index）」、通称ＧＩ値です。ＧＩ値は50ｇの食品を食べた時に血糖の上がる程度を、同じく50ｇのブドウ糖を摂取した時と比べて計算されるものです。ブドウ糖のＧＩ値は１００となります。

同じ糖質でも、種類によって吸収率が異なり、それに伴う血糖値の上昇スピードも異なります。**砂糖のGI値は60で、ブドウ糖よりもその値は低いのですが、白いパンはGI値89、白米のGI値は76です。実際にはパン、お米の方が砂糖よりも血糖値を上昇させます。**

糖質が体に入ると一気に膵臓が働き始めます。腸から糖が吸収されるたびに、膵臓からはインスリンが分泌されます。

そうです、あなたがちょっとおやつをと思ってつまむチョコレート、おまんじゅう、お菓子を食べる度に、膵臓はフル回転で働いています。午前中の仕事の合間、午後のおやつ、夕食後のおやつなど朝、昼、夕の食事以外に食べる度にインスリンが体内を駆け巡っています。

インスリンの働きで肥満になる理由

インスリンを〝血糖値を下げるホルモン〟と考えていると、どうしてインスリンが肥満に関連するのかが理解できないでしょう。

血液中の糖は、インスリンの働きにより細胞の中に取り込まれます。そのために、血液の中から細胞の中に移動するため、血糖値が下がる訳です。

細胞の代謝に必要な量を超えて糖が存在した場合は、肝臓、筋肉でグリコーゲンという形で蓄えられます。しかし、**グリコーゲンとして蓄えられる量は肝臓に１００ｇ、筋肉に５００ｇ程度で、これ以上過剰な糖は肝臓で脂肪（中性脂肪）につくり替えられます。インスリンは、この肝臓での脂肪の合成を促進し、脂肪細胞に脂肪を溜め込む働きもあります。**そのため、別名〝脂肪蓄積ホルモン〟とも呼ばれることは先述しました。

過剰になった糖、インスリンによって脂肪細胞の中にどんどん中性脂肪が詰め込まれていくことにより、肥満が発生します。

インスリンの働きがなければ脂肪が溜まることはありません。そのため、ダイエットのためには、インスリンの働きに注目する必要があるのです。

3 インスリン抵抗性

人の体は、繰り返し行われる刺激に対して過剰に反応しないようにするメカニズムが存在します。

一番分かりやすい例は薬です。痛み止めの薬や下剤、睡眠薬などは、最初は効果があっても、繰り返し使用されるにつれて効果が感じにくくなってきます。薬や体内の神経伝達物質、ホルモンなどは、細胞に働く時に「受容体」と呼ばれる部分に結合して反応します。

体内で過剰になった物質に対して体が起こす反応は、この受容体の数を減らして細胞に刺激が伝わりにくくするように働きます。この現象を**「ダウンレギュレーション（下方制御）」**といいます。これは、特定の刺激に細胞がさらされ続けないようにする生態防御のメカニズムです。

現代人は気がつくと何かを食べています。

その食事の中には、ほとんど糖分が含まれています。食べる度にインスリンが分泌されていることになります。１日中インスリンが分泌されていることになると、結果、インスリンというホルモンに対してもダウンレギュレーションが働きます。細胞は、インスリンの受容体の数を減らしてインスリンの刺激を受けにくくなるように働くのです。

その結果どうなるかというと、細胞内に入ることができなくなった糖分は血液中に溢れ出します。

膵臓は、血糖値が高いためもっとインスリンを分泌するようになり、糖分もインスリンも血液中で高くなる状態がつくり出されます。この状態をインスリン抵抗性と呼びます。インスリン抵抗性になると食後の血糖値が下がりにくくなります。健康診断で血糖値が高い人はインスリン抵抗性を持っているということになります。そしてこのインスリン抵抗性が極端に悪くなった状態を糖尿病と呼びます。

「食後の強烈な眠気」「食後に何か食べたい」は、低血糖の恐れあり

インスリン抵抗性が起こることによる体の中の血糖、そしてインスリンの変化についてみてみます。

通常は食事を摂取すると血糖値が上昇しますが、この瞬間にインスリンが分泌されてすぐに血糖値は下がります。この反応は短時間で起こるため、食後に血糖値を測定してもほとんど変化はありません。しかし、インスリン抵抗性の状態になると、インスリン分泌の反応も遅く、効果が出るまでにも時間がかかるため血糖値は上がってしまいます。

体はこの上がった血糖値を下げるために、さらにインスリンを分泌させます。過剰となったインスリンは、徐々に血糖を下げますが、インスリンが必要量以上に分泌されているため、血糖が正常レベルを超えて下がりすぎてしまう現象を経験します。

この状態を「反応性の低血糖」と呼び、**ふらつきや体のだるさや手の痺れ**などを自覚

します。

昼食後の強烈な眠気が出る人もいるのではないでしょうか？　この反応性の低血糖の可能性があります。反応性血糖値は、食後2～3時間で起こるために、**食後でお腹は空いてないはずなのに、何か食べたくなる人は、インスリン抵抗性の状態となっている可能性**があるため、注意が必要です。

Increasing Immunity
Through Eating Habits and Diet

4 インスリン抵抗性の意味するもの

インスリン抵抗性の状態では、個々の細胞でのインスリンの感度が低下しているため、糖分は細胞に入らず血液中を巡ります。しかし、脂肪細胞ではむしろ感度は低下しません。そのため、インスリンは脂肪細胞に積極的に働き、脂肪を蓄積していきます。結果、インスリン抵抗性は肥満を引き起こします。

インスリン抵抗性が存在すると、肥満のリスクが高いことは古くから研究で指摘されています[※1]。

そして、肥満が進行すると、さらにインスリン抵抗性が悪化するという負のスパイラルに陥ってしまいます。内臓脂肪をたっぷりと溜め込んだ人は、どれだけたくさん食べても、食後しばらく経ってから「反応性の低血糖」を起こし、さらに食べてしまう。い

[※1] D J Pettitt et al., *Insulinemia in children at low and high risk of NIDDM*, 1993.

つまで経っても肥満が解消することはありません。

実は、**インスリン抵抗性はある用語の別名**です。この用語の方が皆さんは馴染みがあると思います。その用語とは〝**メタボリック症候群**〟、通称〝メタボ〟です。メタボリック症候群は、内臓肥満、高血圧、脂質異常症、耐糖能障害などが特徴で心臓病を発症するリスクが高い状態です。

メタボリック症候群はインスリン抵抗性が起こることによって引き起こされます[※2]。内臓脂肪の増加、肝臓脂肪の増加などの症状は単に脂肪が多いだけにとどまりません。将来的な重大な健康被害の初期サインです。

心臓病、糖尿病、がんなどの疾患は、現代では体内に発生した慢性炎症によって引き起こされると考えられています。そして、慢性の炎症を引き起こす原因のひとつがインスリン抵抗性です[※3]。インスリン抵抗性を改善できれば、炎症の改善による心臓病、糖尿病、がんなどの治療にもつながるのではないかと期待して研究が進んでいます[※4]。

[※2] Danielle Lann & Derek LeRoith, *Insulin resistance as the underlying cause for the metabolic syndrome*, 2007.／[※3] Etan Orgel & Steven D Mittelman, *The links between insulin resistance, diabetes, and cancer*, 2013.／[※4] Andrew M F Johnson, Shaocong Hou & Pingping Li, *Inflammation and insulin resistance: New targets encourage new thinking: Galectin-3 and LTB 4 are pro-inflammatory molecules that can be targeted to restore insulin sensitivity*, 2017.

痩せていても安心できないインスリン抵抗性

インスリン抵抗性と肥満の関連は理解できたと思いますが、痩せていれば安心というわけではありません。

日本人は、欧米人に比べて肥満の割合は少ないですが、インスリン抵抗性の割合は決して少なくありません。**BMI値が25未満の人であってもインスリン抵抗性を示す人は存在します。**とくに、痩せているけれども肝臓に脂肪がついている人はインスリン抵抗性を示します[※5]。

インスリン抵抗性は、将来的な重篤な健康被害の危険因子です。

痩せていても太っていても（もちろん太っている人はとくに）、インスリン抵抗性を起こさないような生活スタイルを心がけることが健康長寿の秘訣であるといっても過言ではありません。

[※5] Satoshi Kadowaki et al., Fatty Liver Has Stronger Association With Insulin Resistance Than Visceral Fat Accumulation in Nonobese Japanese Men, 2019.

5 インスリン抵抗性と腸内細菌

インスリン抵抗性に関連してもうひとつ注目しておかなければいけない点があります。それは腸内細菌の変化です。前章で腸内細菌の変化とリーキーガット、慢性炎症の関連について説明しましたが、慢性炎症に関連するインスリン抵抗性は腸内細菌の変化とも密接に関連しています［※1］［※2］。

糖尿病は、インスリン抵抗性の病的状態です。

糖尿病患者と健常人では、腸内細菌の組成が全く異なることがこれまでに報告されています［※3］。糖尿病患者では、炎症を引き起こしやすい特定の細菌が増加しており、腸に炎症を引き起こすＬＰＳが上昇するため、インスリン抵抗性が引き起こされると考えられます［※4］。ということは、腸内の細菌をコントロールして糖尿病、インスリン抵抗

[※1] Negar Naderpoor et al., *Faecal Microbiota Are Related to Insulin Sensitivity and Secretion in Overweight or Obese Adults*, 2019. ／ [※2] Irina Ciubotaru et al., *Significant differences in fecal microbiota are associated with various stages of glucose tolerance in African American male veterans*, 2015. ／ [※3] Junjie Qin et al., *A metagenome-wide association study of gut microbiota in type 2 diabetes*, 2012.

性を改善できないか？　というアイデアが当然出てきます。

他人のうんちで腸内細菌を変えられる？

糞便移植法は、２０１３年に発表された治療法です[※5]。病的な腸内細菌の組成となってしまった腸炎の患者（クロストリジウム腸炎）は、抗生物質が効きません。この治療が効かない患者さんに**〝正常な人の便〟を移植（チューブで腸内に注入）すると93・8%の患者が治癒した**として衝撃的な結果が報告されました。移植後は、腸内細菌の多様性（種類）が回復し、移植した便に近い腸内細菌組成に変化しました。

糞便を移植してインスリン抵抗性を改善する効果があるのか？

これに関して実際に人でおこなった研究があります。ＢＭＩ30kg／㎡以上もしくはウエスト１０２cm以上、あるいは糖尿病のメタボリック症候群の男性９名に、痩せた人の便を鼻から腸まで入れたチューブを通じて６週間移植しました。その結果、インスリン

[※4] Nadja Larsen et al., *Gut microbiota in human adults with type 2 diabetes differs from non-diabetic adults*, 2010. ／ [※5] Els van Nood et al., *Duodenal infusion of donor feces for recurrent Clostridium difficile*, 2013.

に対する感度は明らかに改善しました［※6］。

同時に、**便の中に酪酸という脂肪酸を産生する菌が増加**していました。

　酪酸とは、腸にとって重要な脂肪酸です。腸内の酸性度を整えたり、腸上皮細胞の栄養となったり、腸の炎症を改善する物質であり、血流にのって脳へ腸内の環境を伝えるメッセンジャーの役割も果たします。

　酪酸産生菌が増加したということは、糞便移植によって善玉菌が増加したことを明確に示しています。

　インスリン抵抗性が改善したということは、肥満に対しても効果が期待できるのではないか？　次は、糞便移植による肥満治療が可能かどうかについてみていきます。

[※6] Anne Vrieze et al., *Transfer of intestinal microbiota from lean donors increases insulin sensitivity in individuals with metabolic syndrome*, 2012.

6 良い便を食べれば痩せる？

「便を移植する」とは、どういう意味でしょうか？

善玉菌のサプリメントがありますが、その中にはだいたい1カプセルあたり10～1000億個の善玉菌が入っています。一方糞便には1mℓあたりに1兆個以上の菌が含まれています。30～50mℓの便を腸の中に直接注入することは桁違いの細菌を入れていることになり、文字どおり、菌を移植していることにほかなりません。

糞便移植でインスリン抵抗性の改善を認めたことから、ダイエットできるのではないか？

それを期待した22人の肥満の人に対する研究が実際におこなわれています。片方には、痩せた人の糞便のカプセル（現在では便を直接ではなくカプセルになっている。菌量を確保するために1回に飲む量は30カプセル）もしくは一見すると見分けのつかないプラセボのカプセルを8週間飲んでもらいました。ダイエット効果を期待したのですが、12週間後、腸内細菌が変わったという結果は得られましたが（細菌の組成、胆汁の組成）、体重は全く減少しませんでした[※1]。

一時凌ぎでは根本から健康な腸にはならない

この本の執筆時点で他にも糞便移植による減量効果を確認するための試験がおこなわれています。

そのため、まだ糞便移植がダイエットに効果がないと結論づけるのは時期尚早だとは思いますが、そんなに甘くはないんだろうなというのが正直な感想です。

短期的には、痩せた人の便を腸内に注入すれば、インスリン抵抗性が改善して太りにくい状態になります。しかし、それはあくまでもインスリン抵抗性がわずかに改善しただけであって、インスリン抵抗性がなくなったわけではありません。

[※1] Jessica R Allegretti et al., *Effects of Fecal Microbiota Transplantation With Oral Capsules in Obese Patients*, 2020.

糞便に比べ、菌の量の少ないサプリメントを腸の状態が改善すると信じて飲んでいても、改善する人は一握りの人です。市販の善玉菌サプリメントには、さまざまな添加物が加えられているものが多いです。サプリメントは厳選して選択すべきであるし、本当に健康によいものなのかどうかを十分に吟味する必要があります。

便の中には、毎日、腸内細菌の約半分が生きたまま、もしくは死骸となって排出されています。

そのため、腸の中では毎日大量に新しく細菌が生み出されてきています。当然、新しく出てくる細菌は、これまで腸内にいた細菌であって、外から入ってきた細菌がすぐに増殖することはできません。それほど、腸内細菌の勢力争いは厳しいのです。

もともとの〝悪い〟腸内細菌の組成はどのようにしてできあがったのか？

それは、その人自身の〝悪い〟生活習慣です。何かを飲むだけで変わるのは一時的なものであって、長期的に変わるためには、根元的な対策が必要であることが証明されているのだと思います。

Increasing Immunity
Through Eating Habits and Diet

7 レプチン抵抗性

食べても食べても、まだ食べたい。

お腹はいっぱいなのに、まだ食べたい気持ちを抑えられない。

そんな場合は、満腹をコントロールするホルモンに不具合が生じている可能性があります。

人が満腹を感じる組織は、頭の中の視床下部という部位に存在し、満腹中枢と呼ばれます。満腹中枢に刺激を与えるホルモンは、腸から分泌されるホルモン（コレシストキニン、ペプチドＹＹ、ＧＬＰ－１など）と、脂肪細胞から分泌されるホルモンであるレプチンがあります。

満腹ホルモンは過剰だと働かなくなる？

レプチンは、摂食とエネルギー消費の主要な調節因子であるため、かつては肥満の原因遺伝子が見つかったとして注目されていました。

すなわち、レプチンを外から投与すれば、早期に満腹になり、食事の摂取量が減って痩せると考えられました。しかし、実際に研究をおこなってみると、**レプチンを外から投与しても全く痩せることはありません。**

それもそのはずで、**実際に肥満の人はレプチンが足りないのではなく、むしろ過剰になっています。** レプチン値は高いけれども全く働いていないのです。

これは前述のインスリンの働きが悪くなり、インスリン値が上昇してしまうインスリン抵抗性と同じ現象で、レプチン抵抗性と呼ばれます[※1]。**肥満の人はレプチン抵抗性の状態で、レプチンが脳の満腹中枢にうまく届かないため満腹を感じられず、いつまでも食べてしまうことになります。**

[※1] Bo Kyung Koo, *The Differential Association between Muscle Strength and Diabetes Mellitus According to the Presence or Absence of Obesity*, 2019.

炎症・免疫力低下を引き起こすレプチン抵抗性

レプチン抵抗性が起こる原因もまた炎症が関連しています。

レプチン自身が炎症を引き起こす物質（炎症性サイトカイン）でもあります。高糖質食、高脂肪食などを食べると、脂肪組織に炎症が引き起こされます。その際に、同時に脂肪細胞からレプチンが分泌され、全身の炎症につながります。

レプチンは、免疫を調節する機能も担っています。

レプチンの機能が悪いと免疫力が下がってしまうということです。肥満であることが免疫力を低下させてしまう要因になりうることを示しています。

Increasing Immunity Through Eating Habits and Diet

肥満はホルモン異常 8

短期的なダイエットを達成できる人はある程度の意思の強い人であって、大部分の人は失敗に終わります。これは体が痩せることに対して強く抵抗するからです。

体にとっては、「痩せることは生存の危機である」というプログラムが太古の昔から遺伝子に刻み込まれています。そのため、食欲を増大し食べるように食べるように仕向けます。その食欲を起こさせるホルモンが**グレリン**です。

グレリンは、1999年に日本の研究者によって発見された比較的新しいホルモンです。

グレリンは、主に胃と小腸の前半部で分泌され、胃腸をよく動かして「お腹が空いている」というアピールを起こします。このサインが出ると「なんか、お腹空いたな？」と感じてしまいます。

食事をするとグレリンは低下します。ただし、グレリンの刺激を抑える力が強いのは炭水化物です。食事の最後に炭水化物を食べないとなんとなく終われない、飲み会の締めにはラーメンとなってしまうのは、このグレリンの働きを抑えきれていないためです。

人間の体は、朝食不要？

グレリンの上昇は、食べたい気持ちを引き起こします。

では、グレリンは本当の空腹と関連してコントロールされているのか？　実はそうではありません。

33時間の絶食ののちにグレリンの値を計測しました[※1]。すると、最もお腹の空いているはずの時間である33時間後に、最もグレリン値が低いという結果でした。その後、絶食のまま経時的に観察していくと、お昼の12時、夜の7時、そして翌朝の7時に自然にグレリン値の上昇を認めました。

これは、私たちの「お腹が空いている」という感覚は、実際の空腹とは関係なく、習

[※1] G Natalucci et al., *Spontaneous 24-h ghrelin secretion pattern in fasting subjects: maintenance of a meal-related pattern*, 2005.

慣的にある時間になると誘発されるものであるということです。

朝には、体の自然のメカニズムで血糖値は上昇しています。よって、**朝起きた時にエネルギー不足であることはありません。**しかし、朝はお腹が空いて、朝食を食べないと元気が出ないという人がいますが、このお腹が空いたという感覚そのものが長年の生活習慣で培われたものであって、**体のメカニズム的には朝食は必要ありません。**

では、このグレリンの波、食べたい衝動はどのように抑えるのか？

これは実に簡単で、単に「食べない」ようにするだけです。**お腹が空いたという感覚は、実はフェイクであると知っていれば、その波をやり過ごすことができます。**グレリン値はピークを迎えてから何も食べなくても2時間で低下します[※2]。

食事で乱れたホルモン環境はさまざまな異常を誘導する

このように、ダイエットには、さまざまなホルモンのコントロールをすることが必要

[※2] Ulrick Espelund et al., *Fasting unmasks a strong inverse association between ghrelin and cortisol in serum: studies in obese and normal-weight subjects*, 2005.

です。

肥満の背景には、インスリン抵抗性とともにレプチン抵抗性というホルモン異常が存在します。肥満の原因とその背景には、加工食品の食べすぎによって、知らず知らずのうちにホルモンに異常をつくり出してしまう体の状態があります。

ホルモンのシステムは、互いに影響を与えながら機能しています。

そのため、ひとつのホルモンの乱れが単独で起こることはありません。食事によって乱れたホルモン環境は、容易にインスリンやレプチンの異常を誘導します。インスリンやレプチンなどのホルモンの異常は、腸内細菌にも大いに影響を与えます。

そのため、**痩せることは想像以上に複雑なメカニズムの修正を必要としている**のです。

Increasing Immunity
Through Eating Habits and Diet

9 ホルモン異常を改善するには？

肥満の背景にあるインスリン抵抗性・レプチン抵抗性。それらを改善するには腸内環境を改善する必要があります。そのためにはどうしたらいいのか？

そこがダイエットを成功させるうえで最も意識しておかなければいけないポイントです。腸内環境をダイレクトに改善する方法は、第5章でお話ししますので、ここではインスリン抵抗性・レプチン抵抗性にフォーカスします。

インスリン抵抗性・レプチン抵抗性を改善しないままダイエットをしても必ずリバウンドします。

ダイエット成功後、レプチンの値が高いままの人は高率にリバウンドし、レプチンの値が低い人はダイエット後の体重を維持できます[※1]。同じくインスリン抵抗性の改善

[※1] Ana B Crujeiras et al., *Weight regain after a diet-induced loss is predicted by higher baseline leptin and lower ghrelin plasma levels*, 2010.

がダイエット維持に必須です[※2]。

ファスティングのカギとは？

インスリン抵抗性・レプチン抵抗性を改善する方法は、ファスティング（断食）です。

ファスティングと聞くと、お坊さんが何日も飲まず食わずの状態で座禅や瞑想をする断食をイメージする方がいるかもしれませんが全く異なります。ファスティングとは、必要な水分、ミネラルは摂取しながら、消化に必要な固形物の摂取を控えることで腸管の安静をはかる行為です。

場合によっては、固形物ではない形でタンパク質、脂質を摂取しながらおこなうので、栄養不足に陥りません。ここで栄養不足に陥らないようにするために「糖質」と書かなかった理由があります。インスリンは糖質にて誘導されるために、糖質が入ってしまうたびにインスリンが分泌されてしまいます。

ファスティングを成功させるには、糖質が入らない時間をどれくらい維持できるかが

[※2] L D Clamp et al., *Enhanced insulin sensitivity in successful, long-term weight loss maintainers compared with matched controls with no weight loss history*, 2017.

鍵となります。**糖質をカットした際の初期には、体のだるさ、手足の痺れ、気力の低下などが起こります。**

そのため、糖質をカットするとすぐに糖質を補給したいと感じます。この糖質を補給したいという感覚は「渇望症（craving）」と呼ばれます。

この**渇望症の状態を乗り越えるには、約5日間、糖質を制限する必要があります。**逆にいうと、多くの糖質制限ダイエットは5日以内に失敗に終わります。実際は、体のメカニズムを理解せずにファスティングをおこなうと、2日以内に体の変調を感じて継続できなくなります。ある意味、糖質は体にとって中毒物質であり、食べないと禁断症状が起こるのです。

糖質断ちを成功させる理想の食材

この渇望症の期間をうまく乗りきるために、私がお勧めするファスティングの方法は

「ボーンブロス・ファスティング」というファスティング法です。

　ボーンブロス（Bone Broth）とは、牛や鶏や魚の骨からとったスープです。動物の骨、腱、靭帯、その他の柔軟な結合組織にはコラーゲンと呼ばれるタンパク質が含まれています。コラーゲンは、人体で最も多いタンパク質です。ボーンブロスをつくる段階で、コラーゲンはゼラチンという別の種類のタンパク質になります。

　ゼラチンには、プロリン、グリシン、アルギニン、グルタミンなど、抗酸化作用が高く、代謝を高め、腸の健康を促進するアミノ酸（タンパク質の構成要素）が豊富に含まれます。

　栄養豊富なボーンブロスには、糖質は含まれず、ファスティング中に摂取するには最も理想的な食材です。ボーンブロスと水分で３日間ファスティングを行った後に、４日目に回復食を摂取します。４日間は、糖質を摂取しませんので、あと１日過剰な糖質を摂取しなければ、無事に渇望症の期間を乗りきることができます。

Increasing Immunity
Through Eating Habits and Diet

10 今こそファスティングをする時！

ボーンブロス・ファスティングで糖質を極端にカットした生活をおこなっても、その後、通常の食生活に戻ってしまえば全く意味がありません。

大事なことは、その後どのような食生活を継続するかにかかっています。実は、ファスティングは何日も連続しておこなわなくても、ホルモン異常を改善してくれます。「**間欠的ファスティング**（Intermittent Fasiting）」という方法を用いれば無理なくファスティングを継続できます。

この方法は、単純に1日を「食べる時間」と「食べない時間」に分けます。食べない時間には糖質は一切とりません。逆に、食べる時間には糖質を制限つきで摂取、もしくは全く制限をせずに摂取します。

一般に食べる時間を8時間以下にすることを間欠的ファスティングといいます。

毎日少しずつのファスティングをする感じです。この食べる８時間はどの時間帯の８時間を選択してもよいので、例えばＡＭ７時～ＰＭ３時、ＰＭ０時～ＰＭ８時などと選ぶことができます。

食べる時間を6時間、4時間、2時間と短くしていくほどホルモン異常改善効果は高まります。２時間以下では、基本１日１食となります。食べない時間の間はしっかりと水分摂取をおこないます。コーヒー、お茶、ハーブティーなどは摂取可能です。

食事時間の間に必要な栄養素、タンパク質、脂質、ビタミン、食物繊維などは、意識的に栄養摂取を行わなくてはいけません。この間に、コンビニの食事や加工食品を摂取してしまうと、必要な栄養素が摂れずファスティングの健康効果がなくなってしまうため、基本は自宅で用意した食事を摂取する必要があります。

食べる時間は制限しますが、体に必要な栄養要素はしっかり入れなくてはいけません。

間欠的ファスティングを続けるメリット

この**間欠的ファスティングを継続することによりインスリン抵抗性は改善します。**

5週間の間に対象者を12時間の食事時間群と6時間の食事時間群の2つに分けました。この食事時間の間には両群は同じ栄養の食事を提供されました。結果はインスリン値、インスリン抵抗性は6時間食事群の方が低下していました[※1]。

普段の自分の食生活を考えてもらうと分かると思いますが、現代人は実際には対象群である12時間の絶食時間を維持することもできていません。現代人が6時間の間欠的ファスティングを取り入れることができれば、インスリン抵抗性がかなり改善することが分かります。

同様に、間欠的ファスティングがレプチン抵抗性も改善します[※2]。毎日継続しなくても1日おきにおこなうだけでもかなりの代謝障害、ホルモン異常が改善されていきます。

[※1] Elizabeth F Sutton et al., *Early Time-Restricted Feeding Improves Insulin Sensitivity, Blood Pressure, and Oxidative Stress Even without Weight Loss in Men with Prediabetes*, 2018. ／ [※2] Mohammed A Alzoghaibi et al., *Diurnal intermittent fasting during Ramadan: the effects on leptin and ghrelin levels*, 2014.

ファスティングを取り入れていくことはダイエットのためだけではありません。

２０１８年にサイエンス誌で「A time to fast（ファスティングする時だ）」という論文が発表されました[※3]。ファスティングの健康改善効果についてのメカニズムは、完全には解明されていませんが、定期的にエネルギー摂取を制限することには、慢性炎症など多くの代謝異常を改善し、神経変性などの進行を食い止める効果があります。

今後、ファスティングを伴う食事療法は、メタボリックシンドローム、心血管疾患、がん、アルツハイマー病などの神経変性疾患に対する治療戦略としても重要な位置づけになってくるであろうと予想されています。

慢性炎症は、免疫反応のスイッチがいつもオンの状態になっていることを意味します。免疫反応のスイッチが押され続けている場合、感染症の脅威に晒された時、適切に対応することが難しくなります。

ファスティングによる慢性炎症の改善は、ダイレクトに免疫機能の改善につながります。次章では、さらに免疫機能の改善に注目し、免疫力を上げるためにおこなう具体的な生活スタイルについてお話しします。

[※3] Andrea Di Francesco et al., *A time to fast*, 2018.

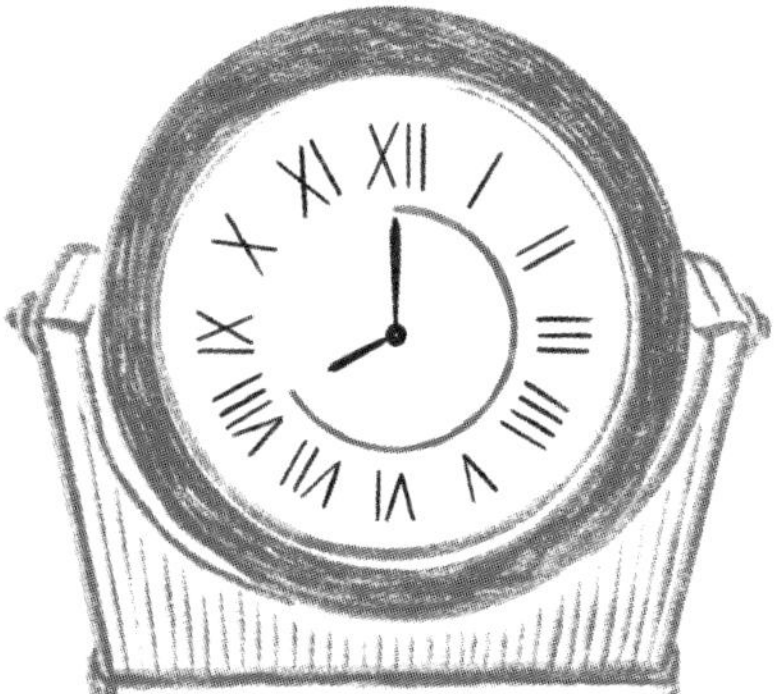

第
4
章

免疫力をUPさせる生活習慣で、体は生まれ変わる

● Chapter 4
Boost your immune system by an improved life style.

Increasing Immunity
Through Eating Habits and Diet

1 免疫力は、腸内細菌によって支えられている

人の体には外敵から守るためのシステムが備わっています。免疫システムは、健康を維持し、ウイルスや細菌、寄生虫、真菌、及びその他の病原体から体を保護します。免疫システムは、侵入者を常に監視し、免疫反応を通じて外敵を攻撃し、体を保護する準備を絶えず整えています。

免疫システムを構成する要素のうち、**白血球は、免疫システムの中心です。**白血球は、胸腺、脾臓、骨髄、リンパ節といわれる体の中のさまざまなリンパ組織に配置されています。白血球は血管やリンパ管の中を循環し絶えずパトロールしています。病原体を発見すると一気にその数を増やし、仲間を呼び集めるメッセージを発しま

す。このメッセージを**サイトカイン**と呼びます。

サイトカインが全身にめぐることにより、脳を始め体は侵入者が存在することを認知して、その対策に備えます。サイトカインが発信されると、脳はまず体温を上げる指令を出します。体温が高い方が免疫細胞の移動性が向上し、現場により早く移動することができるからです。全身の筋肉を震わせて熱を産生するようになります。発熱前に寒気がして震えるのはこのシステムが発動しているからです。風邪をひいた初期に解熱剤を使ってしまうと免疫が落ちてしまう理由がここにあります。

免疫を担当する白血球には2種類あります。

ひとつは「食細胞」と呼ばれ、病原体を直接食べて分解します。食細胞には、肥満細胞、単球、マクロファージ、好中球などがあります。

もうひとつが「リンパ球」です。リンパ球は、病原体が以前に侵入したことがあるかどうかを記憶しています。その同じ病原体が侵入した時、「抗体」という武器を使用して攻撃します。水疱瘡や麻疹に一度かかると生涯かからないのは、この感染の記憶がリンパ球の中に刻み込まれているからです。リンパ球の中には、初めて会った病原体に対して攻撃をすることができる「ナチュラルキラー細胞」と呼ばれるリンパ球も存在します。

免疫細胞の強い味方、腸内細菌

外敵、すなわち体にとっての脅威が侵入する手段として最も可能性が高いのは食事です。

食事とともに入ってくる細菌やウイルス、それらの毒素、未消化の食事などが侵入者として体内に入ってきます。そのために免疫機能の約70%〜80%が腸の中に配置されているのです。

しかし、現実には、この免疫システムだけでは私たちの体を守ることはできません。あまりに多くの外敵が食事を通じて襲ってくるためです。そのために私たちの腸の中には強力な免疫サポーターが存在します。それが腸内細菌です。腸内細菌は、腸の中で自分たちの持ち場を確保し、他の病原体の侵入を許さないように監視をしてくれています。侵入者が存在することを食細胞やリンパ球に知らせる役割も担います。

さらに、腸内細菌自身が直接攻撃したり、酪酸と呼ばれる物質をつくり、腸内の炎症を抑えるように調整してくれたりしています。

腸の中の免疫が十分に働くためには、味方をしてくれる腸内細菌の存在が不可欠です。

腸内環境の良し悪しが免疫力を決めるといっても過言ではありません。

Increasing Immunity
Through Eating Habits and Diet

2 腸の始まりは〝口〟

腸内環境、腸内細菌の組成が免疫力に関係することは分かりました。

では、あなたの考える腸とはどこでしょうか？

イメージとしては、腸と聞くと「お腹の中」「胃を通り越した先の腸管」をイメージするのではないでしょうか？

しかし、腸の始まりは〝口〟です。腸、すなわち消化器官は、口から肛門までのすべてを指します。そのため、腸内環境を考える時、〝口内環境〟を無視することはできません。

口の中には、約７００種類の細菌がいる

口の中を口腔《こうくう》と呼びます。

口腔中では、さまざまな細菌が生きています。オランダ人のアントニー・ファン・レーベンフックは、１６７４年に自分の歯垢を観察し、「生きている小さな動物がかわいらしく動いている」と報告しました。口腔内細菌は、大腸についで体内で２番目に大きい微生物集団です。口腔内の温度は平均して37℃であり、唾液のpHは６・５〜７と弱酸性で細菌の増殖には安定した環境です。

現在までのところ、約７００種類の口腔内細菌が見つかっています。

そして、その数は唾液１mℓあたり１億〜１００億個、歯垢１gあたりには便と同じだけの細菌が生存しています。

ほかにも、口腔には、原生動物、真菌、ウイルスなど、さまざまな形態の微生物が共存しています。よって、毎日唾液を飲み込むたびに、食事を食べるために約１兆個以上

の大量の微生物を飲み込んでいることになります。

この飲み込んだ細菌の大部分は胃酸で処理されます。しかし、胃酸の分泌能力は、年齢を重ねるごとに低下していきます。年齢を重ねるにつれて多くの細菌が胃を素通りしていくことになります。そうなると、口腔内環境が悪ければ、その先の腸内環境は大いに悪化することが想像に難くありません。

口腔内細菌と私たちは共生関係があります。

口の中の粘膜、歯の表面には口腔内細菌を付着しておくシステムが備わっていて、他の病原菌が付着することを許可しないことによって環境を維持します。

共生生物が生存しにくい環境を引き起こす要因は、食事、及び喫煙、飲酒です。

砂糖はもっとも口腔内環境を悪化させる要因です[※1]。口腔内細菌は砂糖を発酵して乳酸などの酸をつくり、歯を溶かします。口腔内がより酸性に傾くと、口腔内細菌の組

[※1] Shariq Najeeb et al., *The Role of Nutrition in Periodontal Health: An Update*, 2016.

成が変化し（悪玉菌が増加し）歯周病を引き起こします。

腸内環境の改善、まずは〝口〟から

腸内環境改善は、口腔内環境改善からスタートしなくてはいけません。

そのため、喫煙や飲酒を控えること、定期的に歯科を受診して歯石除去及び歯周病の予防をすることは重要です。

そして、毎日、歯磨き、歯間ブラシとともにおこなってほしい2つのことがあります。

それは**オイルプルと舌磨き**です。

オイルプルは、インドの伝統医学アーユルベーダで推奨されてきた口腔内環境の改善方法です。

ココナッツオイル、ゴマオイル、オリーブオイルなどを口一杯に含み、口の中で約15分攪拌します。オイルの中に歯磨きでは除去しきれない汚れが浮き出してくるため、終了後吐き出します。

舌の表面の乳頭は、隠れた細菌のすみかです。とくに、舌が白い人は大量の細菌がそこに存在しています。スクレーパーと呼ばれる金属製の舌磨き道具を用いて1日1回、舌の掃除をしてください。

Increasing Immunity
Through Eating Habits and Diet

3 腸内を洗浄する働き“MMC”

口の中では、唾液１mℓあたり１億個以上の細菌が存在しますが、胃の中では胃酸で殺菌されて胃酸１mℓあたり１００個以下まで減少します。

そして、胃の次は小腸で、小腸の前半部分では腸液１mℓあたり１００個程度ですが、小腸の最終部分（回腸末端）では、腸液１mℓあたり１０００万個まで増加します。

小腸の前半部分では、胃液と同じように殺菌的に働く胆汁という消化液が分泌されることによって、細菌が増殖しないように厳密に管理されています。

腸内環境を維持するシステムはこれだけではありません。殺菌された腸液を小腸の前半部から後半部まで移送するシステムが備わっています。

これは**「MMC（Migrating motor complex 空腹期強収縮群）」と呼ばれる腸管の運動**

で、胃や小腸内の食物残渣《ざんさ》やバクテリアを洗浄し、押し流す動きです。胃腸の中に食物が存在し続けると、それを餌に細菌は増殖します。よってＭＭＣの動きは、腸内の細菌数をコントロールするうえで極めて重要なメカニズムです。

洗浄タイムがないからお腹の不調は起きている

もし、ＭＭＣの動きが低下するとどうなるのか？

全身の神経機能の低下を引き起こす糖尿病や、腸管が硬くなってしまい、動かなくなる「強皮症」という自己免疫疾患では、本来細菌数の少ない小腸内で細菌が異常増殖してしまう「小腸内細菌異常増殖症（ＳＩＢＯ）」という病態が起こってしまうことがあります。

小腸内細菌異常増殖症は、腹部膨満感や腹痛のほか、便秘、下痢、過剰なガスなどあらゆる消化器症状を引き起こします。ＭＭＣが正常に働くようにすることは腸内環境にとって極めて重要です。

ＭＭＣのメカニズムで覚えておかなくてはいけないのは、ＭＭＣは空腹時にしか起きないということです。

お腹が空いた時にぐーっと鳴る運動はＭＭＣです。胃から小腸末端まで腸の内容物を6〜12cm／分の速さで、約90分おきに移動させます。そして、ＭＭＣは食事を食べるとピタリと止まります。そのため、**腸の中をきれいにするＭＭＣの運動を適度に起こさせるには空腹の時間をある程度確保すること**が必須です。

朝ごはんを食べて、しばらくしてからおやつ、程なく昼食を食べて3時のおやつ、夕食を食べてお風呂上がりにアイスクリームなんて生活をしていては、睡眠中以外にはＭＭＣが起こらないことになってしまいます。

ＭＭＣを起こし、腸内を掃除するために、前章で紹介した間欠的ファスティングをおこなって食べない時間、ＭＭＣを意識的に誘導する時間を確保することが必要なのです。

Increasing Immunity
Through Eating Habits and Diet

ビタミンCが大事なわけ 4

ここからは、免疫力に直接関連するビタミン、微量元素のお話をしたいと思います。

まずはビタミンCです。

ビタミンCは、免疫力にとって最も重要な働きをしているといって過言ではありません。免疫の中心であるリンパ球は、血液の中でもっともビタミンC濃度が高く、その活動にはビタミンCが必須です。ビタミンCは、リンパ球の増殖及びその働きにも大きく関与することが示されています［※1］。

［※1］Gwendolyn N Y van Gorkom et al., *Influence of Vitamin C on Lymphocytes: An Overview*, 2018.

風邪をひいたらキウイフルーツ

ビタミンCの摂取は、風邪をひいた時におこなうもっとも簡単で、もっとも安全な対策です。風邪をひいた後に、比較的に高容量のビタミンCを摂取することが、風邪の症状を早く改善することが示されています[※2]。

その容量の目安としては、以下の研究があります。

風邪、もしくはインフルエンザと診断された患者に、最初の6時間は1時間ごとに1gのビタミンCサプリメントを摂取して、以後は8時間ごとに1g摂取した人々と、単純に8時間ごとに1g摂取した人々を比べると圧倒的に高容量のビタミンCを摂取した人々の症状改善が早かったと報告されています[※3]。

風邪の症状を改善するには、ビタミンCサプリメントを摂取することが必要なわけではありません。ビタミンCが豊富な野菜果物も同様の効果が期待できます。実際、キウイフルーツはビタミンCが豊富な果物で、キウイフルーツを摂取することで風邪が早く治ることが報告されています[※4]。

[※2] R M Douglas, E B Chalker & B Treacy, *Vitamin C for preventing and treating the common cold*, 2000. ／ [※3] H C Gorton & K Jarvis, *The effectiveness of vitamin C in preventing and relieving the symptoms of virus-induced respiratory infections*, 1999. ／ [※4] Denise C Hunter et al., *Consumption of gold kiwifruit reduces severity and duration of selected upper respiratory tract infection symptoms and increases plasma vitamin C concentration in healthy older adults*, 2011.

酸化ストレスと戦うビタミンC

ビタミンCは体内の重要な抗酸化物質です。体の中で生じるさまざまな酸化ストレスに対抗するためには、体内に十分なビタミンCが確保されていることが必要です。

ビタミンCは、消費されても体内で再利用されるシステムが存在します。しかし、日常の食事の質、ストレスなどにより、多くの抗酸化物質が必要な状況になると、ビタミンCは不足することになります。多くの慢性疾患、がんや糖尿病の患者ではビタミンC低下が指摘されています[※5]。

植物や魚類、両生類、爬虫類、鳥類などの動物は、ビタミンCを体内で合成する酵素をもっていますが、人はこの酵素を進化の過程でなくしてしまいました。そのため、**ビタミンCは食事から摂取するしかありません。先述のキウイフルーツのほか、レモン、オレンジなどの柑橘類や、パプリカ（赤）、ブロッコリー、芽キャベツ、サツマイモなどは、豊富なビタミンC源です。**

体内で不足を起こさないように、日ごろから意識的に摂取することを心がけてください。

[※5] Renée Wilson et al., *Inadequate Vitamin C Status in Prediabetes and Type 2 Diabetes Mellitus: Associations with Glycaemic Control, Obesity, and Smoking*, 2017.

Increasing Immunity
Through Eating Habits and Diet

5 さあ、外に出てビタミンＤをつくろう！

太古の人は、太陽とともに起き、太陽が沈むとともに眠りました。

このリズムは私たちの遺伝子に刻み込まれ、現代人であっても変わりません。太陽が上っている間は、太陽の光を浴びて健康を維持するシステムが体には備わっています。皮膚に太陽光（ＵＶＢという紫外線）があたると、皮膚に蓄積されているコレステロールを原料としてビタミンＤという物質がつくられます。

以前は、ビタミンＤとは〝カルシウムの吸収を調節するビタミン〟としかとらえられていませんでした。僕たち医師の間でも、ビタミンＤと言えば〝骨《こつ》粗《そ》鬆《そう》症《しょう》の方の骨を強くするために処方される薬〟という感覚でしかありませんでした。

しかし、近年ビタミンＤには、とんでもないほどの健康効果、とくに免疫力を改善する効果があることが報告されるようになってきました。

感染症とビタミンＤの関係

ビタミンＤは、リンパ球やマクロファージと呼ばれる感染の最前線で働く白血球の機能をコントロールします[※1]。

ビタミンＤ不足の状態では、当然感染症にかかるリスク、重症化するリスクは上がります。体内のビタミンＤのレベルは、25（ＯＨ）ビタミンＤ３の濃度を測定しますが、25（ＯＨ）ビタミンＤ３レベルが上がるにつれて風邪をひきにくくなります。

２０２０年春に猛威を振るったＣＯＶＩＤ－19感染症でも、ビタミンＤレベルによってその症状は全く異なったことが報告されています。ビタミンＤ濃度（25ＯＨ、ビタミンＤ３）が30ng（ナノグラム）／mℓ以上の人では、人工呼吸器などの集中治療を要するほど重症化した人は７・２％であったのに対して、ビタミンＤ濃度が30ng／mℓ未満の人で

[※1] Femke Baeke et al., *Vitamin D: modulator of the immune system*, 2010.

は64％が重症化しました［※2］。

感染対策としては、ビタミンD濃度は50ng／mℓ以上が望ましいですが、実際には、日照時間の短い冬には男性の35・4％、女性の62・2％がビタミンD濃度が20ng／mℓ未満であるビタミンD欠乏症となっています［※3］。

夏は5分、冬は15分、日光浴をしよう

太陽の光を浴びるだけで、ビタミンDが上昇し、免疫力が上がるのですから、太陽を浴びない手はありません。太陽光を求めて積極的に外出してもらいたいです。

実際には、太陽光からつくられるビタミンD量は、夏に週3回30～60分の日光浴で0・9ng／mℓ程度しか上がりません［※4］。しかし、ビタミンDは脂溶性のビタミンであり蓄積性があります。毎日少しずつ体に溜めておくことができます。絶えず太陽光を浴びる生活を意識すればビタミンD欠乏症に陥ることはありません。

推奨される時間は、**夏は5分、冬は15分程度、昼間の日光浴を習慣にしてください。**

［※2］Mark Alipio, *Vitamin D Supplementation Could Possibly Improve Clinical Outcomes of Patients Infected with Coronavirus-2019 (COVID-19)*, 2020.／［※3］Akiko Nanri et al., *Serum 25-hydroxyvitamin d concentrations and season-specific correlates in Japanese adults*, 2011.／［※4］Yu Mi Lee, Se A Kim & Duk Hee Lee, *Can Current Recommendations on Sun Exposure Sufficiently Increase Serum Vitamin D Level?: One-Month Randomized Clinical Trial*, 2020.

日焼け止めを塗るとその効果は当然落ちます。しみが心配という方は抗酸化物質を含んだ野菜、果物を積極的に摂取してください。日光浴の後は、ココナッツオイルを塗布することをお勧めします。ココナッツオイルには皮膚の弱酸性維持、保湿効果、抗炎症効果があります。

万能ビタミンの効果

現代人では１日中全く太陽を見ない生活をしている人も珍しくありません。

ビタミンＤは、現在では免疫力向上のほか、抗がん効果、認知症予防効果、慢性疲労改善効果、うつ病改善効果、糖尿病予防効果、男性機能の向上効果も示されている、まさに**万能ビタミン**です。

１日中、室内にこもる生活は、このような健康上のメリットを放棄していることになります。

感染対策のために短期的にビタミンD濃度を上げなければいけない時は、ビタミンDのサプリメントを使用することは問題ありません。ただし、**摂取しすぎると中毒がある**ことは知っておくべきです。

そのため、使用する場合は期間限定で、可能なら血中濃度を測定することを推奨します。

ビタミンDを含む食品は、サーモンやイワシなどの魚、牛のレバーなどの肉類、バター、チーズ、キノコ、卵の黄身ですので、食品からの摂取もあわせておこなっておく必要があります。

Increasing Immunity Through Eating Habits and Diet

6 細胞内でウイルスを殺す元素

風邪の季節には毎年注目を集める元素があります。

それは亜鉛（Ｚｉｎｃ）で、元素記号でZnと書きます。人体では、鉄に次いで2番目に豊富な微量金属です。

免疫反応を働かせる亜鉛

亜鉛は、遺伝子を複製するのに必須であるほか、体内の２０００以上の酵素の触媒成分です。

ウイルスや細菌が侵入すると、リンパ球やマクロファージといった白血球の表面の受容体で存在が確認されます。すると、細胞内に亜鉛が急速に流入して免疫反応を開始します。免疫反応では抗ウイルス作用、腫瘍増殖抑制作用を持つ「インターフェロン」という物質が増加します。

亜鉛は、このインターフェロンの働きを調整するのに必要なため、細胞内に急速に取り込まれていると考えられます。

亜鉛は食事から摂取されますが、摂取量が少なく、亜鉛の体内備蓄量が少ないと免疫反応がうまく働かないことになります。

亜鉛サプリメントの摂取は、風邪が治るまでの期間を33％短くします[※1]。実験では、多くのウイルスで抗ウイルス効果が示されています。インフルエンザウイルス[※2]のほか、ＳＡＲＳ（重症急性呼吸器症候群）の原因ウイルスであるＳＡＲＳコロナウイルスの抑制効果[※3]も報告されています。

[※1] Harri Hemilä, *Zinc lozenges and the common cold: a meta-analysis comparing zinc acetate and zinc gluconate, and the role of zinc dosage*, 2017. ／ [※2] Noboru Uchide et al., *Effect of antioxidants on apoptosis induced by influenza virus infection: inhibition of viral gene replication and transcription with pyrrolidine dithiocarbamate*, 2002. ／ [※3] Aartjan J W te Velthuis. et al., *Zn (2+) inhibits coronavirus and arterivirus RNA polymerase activity in vitro and zinc ionophores block the replication of these viruses in cell culture*, 2010.

お酒をよく飲む人は、亜鉛の欠乏症に注意

亜鉛は、食事の内容によって容易に欠乏症に陥ることを知っていなくてはいけません。アルコールを多飲する人は、尿中亜鉛排泄の増加と栄養価の少ない食生活のために、しばしば亜鉛欠乏症に陥ります。また、食品に含まれるフィチン酸塩は、腸内での亜鉛吸収を阻害します。フィチン酸塩は、豆類やとうもろこし、コメなどに含まれていますが、これらのものしか食材として摂取できない発展途上国では、容易に亜鉛不足になります。

亜鉛は、肉、魚のほか、牡蠣、アーモンド、南瓜の種などに豊富に含まれています。よほど栄養価の低い食事をしていない限り、亜鉛不足に陥る心配はありません。

風邪のひき始めには亜鉛

しかし、風邪をひいた時などは必要量が増大します。

風邪のひき始め、とくに**発症してから24時間以内に亜鉛サプリメントを摂取することは、症状改善に効果的**であることが示されています[※4]。

しかし、サプリメントの内容には十分注意する必要があります。

サプリメントには、亜鉛以外にもたくさんの添加物が含まれる商品があります。人工甘味料のマンニトールやソルビトールが含まれる場合は、亜鉛がこれらの甘味料と結合してしまう可能性があります。また、クエン酸亜鉛は避けた方が望ましく、グルコン酸亜鉛や酢酸亜鉛の方が亜鉛の吸収率が高いため、亜鉛の種類にも注意を払う必要があります[※5]。

[※4] Darrell Hulisz, *Efficacy of zinc against common cold viruses: an overview*, 2004. ／ [※5] Harri Hemilä, *Zinc lozenges and the common cold: a meta-analysis comparing zinc acetate and zinc gluconate, and the role of zinc dosage*, 2017.

Increasing Immunity
Through Eating Habits and Diet

7 運動習慣が風邪予防に

太陽光を浴びるほかにも、**安全な風邪の予防法があります。それは運動することです。**中程度の負荷の運動（毎日20〜30分歩く、1日おきにジムに行く、週に2〜3回自転車をこぐなど）をおこなう人は、風邪をひくリスクを23％下げ、風邪をひいても3・5日早く改善するという研究結果があります［※1］。運動することは筋肉をつけたり、脂肪を燃やしたりするだけでなく、免疫機能を強化することでもあるのです。

このような運動による風邪の予防効果は、よく運動する人の方がより効果があります。アメリカでの1000人を対象にした研究で、運動の頻度と秋と冬に鼻水や咳などの症状が出る日数の関係を調べました。ほとんど運動せず座りがちな人は、3カ月で9日間の風邪症状を感じたのに対して、週5回以上運動している人は3カ月で5日間でした。日数的にはあまり差を感じないかもしれませんが、重症度は運動群の方が軽く、風邪で

[※1] Hyun Kun Lee et al., *The effect of exercise on prevention of the common cold: a meta-analysis of randomized controlled trial studies*, 2014.

苦しむことが少なくなります［※2］。

慢性的な炎症を改善してくれるメカニズム＝運動

1回の運動をするたびに、体は炎症を引き起こす反応を示します。

運動そのものは体にとってストレスなので、白血球の数、炎症を引き起こす物質（サイトカイン）が増加するストレス反応が起きます。しかし、運動で炎症性物質を定期的に増加させると、体は、炎症を制御するシステムを強化させ、同じ刺激でも炎症が起きにくくなるように体をフィットさせていきます。

運動をすると、筋肉から**「マイオカイン」**という物質が分泌されますが、このマイオカインが筋肉の炎症を抑えます。マイオカインには、脂肪分解を促進する効果、動脈硬化を予防する効果、筋肉のインスリン抵抗性改善効果もあります。

慢性的に炎症が起きていると、外敵侵入などのいざという時に最大限の免疫を発揮す

［※2］David C Nieman et al., *Upper respiratory tract infection is reduced in physically fit and active adults,* 2011.

ることができません。運動により、慢性の炎症が改善されることが免疫力を上げてくれるメカニズムであると言えます。

定期的な運動による効果は、肥満の人よりも引き締まった体の人の方が高いことが示されているので、やはり脂肪を普段から落としておくことは、免疫力向上の観点からも重要です[※3]。

ただし、1時間以上の激しい運動はダメージになる

おこなう運動の負荷に関しては注意が必要です。

運動そのものは体にとってはストレスなため、激しい負荷をかけすぎると体は強いダメージを受けることになります。アスリートのような長時間の集中的な運動をおこなうと、免疫機能障害が数日間持続します[※4]。

免疫力の観点からは、60分以上の運動は推奨されません。

[※3] Eduardo Agüera et al., *Denervated muscle extract promotes recovery of muscle atrophy through activation of satellite cells. An experimental study,* 2017. ／[※4] Jacob A Siedlik et al., *Acute bouts of exercise induce a suppressive effect on lymphocyte proliferation in human subjects: A meta-analysis,* 2016.

60分未満の運動により、ナチュラルキラー細胞、ＣＤ８陽性リンパ球などがん細胞、ウイルスなどを直接捕捉する免疫担当細胞が優先的に増加します［※5］。

これは、リンパ節などのリンパ組織から血液の中に動員されることによって起こります。

運動をするたびに、病原体及びがん細胞に対する監視が強化されるということです。このためには、心拍数をある程度上げることが重要なので、**短時間で心拍数が上がるHIIT（高強度インターバルトレーニング）などの運動を疲労が残らない程度に毎日おこなうことをお勧めします。**

心臓の機能の問題で心拍数を上げる運動ができない方は、**30分ウォーキング**でも免疫細胞が上昇しますので、毎日歩くことをお勧めします。

［※5］Austin B Bigley et al., *Acute exercise preferentially redeploys NK-cells with a highly-differentiated phenotype and augments cytotoxicity against lymphoma and multiple myeloma target cells*, 2014.

Increasing Immunity
Through Eating Habits and Diet

8 よく眠ること

毎日何時間くらい眠っていますか？

現代人は慢性的な睡眠不足です。最新の研究では、人は1日7〜9時間の睡眠をとることが推奨されています[※1]。短い睡眠時間を続けると、心臓血管疾患及びがんの死亡リスクが増加します。そして、**睡眠時間が短くなると免疫機能の低下につながります。**

現代人は、忙しいのでなるべく起きて活動していたい。夜にネット検索や動画を鑑賞したりして夜更かしをしてしまう。睡眠そのものは時間の無駄と思っている人もいます。しかし、睡眠中に何が起こっているかを理解すれば、睡眠時間をしっかりとろうと考えるはずです。

この睡眠中のシステムが解明されてきたのは、つい最近のことです。

[※1] Jean-Philippe Chaput, *Caroline Dutil & Hugues Sampasa-Kanyinga, Sleeping hours: what is the ideal number and how does age impact this?*, 2018.

頭のゴミは睡眠中に排出されている

もともと脳にはリンパ組織がなく、脳はどのように不要な物質を排出しているのかが分かりませんでした。

２０１３年の研究で、脳にはリンパ組織とは異なる排出システムが存在していることが分かりました。脳の周囲の不要物質を含んだ液体が、脳の動脈、脳の神経細胞の隙間を縫って、直接静脈に流れこんでおり、これを**「グリンファティックシステム」**と名づけました[※2]。

この不要物質を脳から運び出す仕組みは起きている間は機能せず、眠っている間に起こります。

アルツハイマー病の原因となるタンパク質の除去速度は、睡眠中に2倍の速度で取り除かれました[※3]。これらの脳内の不要物質（炎症性のごみ）を除去できないと、睡眠障害が増強されます。睡眠障害は、リンパ球やナチュラルキラー細胞などの免疫細胞の減少を引き起こします[※4]。

[※2] Maiken Nedergaard, *Neuroscience. Garbage truck of the brain*, 2013. ／ [※3] Lulu Xie et al., *Sleep drives metabolite clearance from the adult brain*, 2013. ／ [※4] J Born et al, *Effects of sleep and circadian rhythm on human circulating immune cells*, 1997.

人は眠ることによって、免疫を維持することができるのです。

睡眠時間と感染症リスクの関係

睡眠時間と感染のリスクはどの程度あるのでしょうか？

37歳から57歳の5万6953人の女性を対象とした研究で見てみると、1日5時間未満の睡眠の人は、その先2年の間に肺炎を起こすリスクが70％高いことが示されています[※5]。

睡眠不足はいけませんが、いたずらに長く眠ることは逆効果です。

1日5時間未満の睡眠の人と同様に、1日9時間以上眠る人は同様に肺炎リスクが50％高く、**質のいい睡眠を8時間程度とることが理想的**です。

別の研究では1日5時間未満睡眠の人に「ここ1カ月以内に感染症にかかりましたか？」と質問すると、睡眠が十分の人に比べて80％以上感染症を起こしていた人が多

[※5] Sanjay R Patel et al., *A prospective study of sleep duration and pneumonia risk in women*, 2012. ／[※6] Aric A Prather & Cindy W Leung, *Association of Insufficient Sleep With Respiratory Infection Among Adults in the United States*, 2016. ／[※7] Julie Lasselin et al,. *Effect of long-term sleep restriction and subsequent recovery sleep on the diurnal rhythms of white blood cell subpopulations*,2015.

かったと報告されています[※6]。感染症が流行する季節にはとくに睡眠時間を意識しなくてはいけません。

忙しい人は、昼寝や週末の睡眠でも炎症反応は抑えられる

睡眠障害のダメージには回復に時間がかかります。

連続5日間の睡眠不足になると、その後7日間たっても白血球の数は完全に回復しません[※7]。しかし、平日は仕事が忙しく睡眠不足でも、昼寝を取り入れること[※8]、週末にしっかり睡眠をとること[※9]で炎症反応は抑えられるので、眠る時間を確保できる時にはよく眠るように努めてください。慢性的な睡眠不足は過食、体重増加にもつながります[※10]。睡眠不足はダイエットの敵でもあるのです。

[※8] Brice Faraut et al., *Napping reverses the salivary interleukin-6 and urinary norepinephrine changes induced by sleep restriction*, 2015. ／ [※9] Slobodanka Pejovic et al., *Effects of recovery sleep after one work week of mild sleep restriction on interleukin-6 and cortisol secretion and daytime sleepiness and performance*, 2013. ／ [※10] Mayumi Watanabe et all., *Association of short sleep duration with weight gain and obesity at 1-year follow-up: a large-scale prospective study*, 2010

熱は免疫系が働いている証拠

また、実際風邪をひいてしまったらどうするか？

やはり眠ることが一番です。睡眠は感染からの回復を促進します。

睡眠が免疫系へのエネルギー配分を促進して免疫機能を支援するためです[※11]。感染症にかかっている際には、睡眠中に熱産生が促進されます[※12]。体温の上昇は、免疫細胞を活発にするのに必要なため、よく眠ることで免疫系の機能が亢進されます。発熱は、免疫系を働かせるのに重要な体のサインなので、**感染の初期に熱を薬で無理に下げることは感染を長期化させるリスクがあります。**

[※11] Markus H Schmidt, *The energy allocation function of sleep: a unifying theory of sleep, torpor, and continuous wakefulness*, 2014. ／ [※12] Luca Imeri & Mark R Opp, *How (and why) the immune system makes us sleep*, 2009.

Increasing Immunity
Through Eating Habits and Diet

最強の免疫アップ物質 9

寝ている間に免疫をアップさせる物質がつくられますが何だと思いますか？

僕は、その物質が体内最強の免疫アップ物質だと考えています。それは「メラトニン」という物質です。

睡眠に詳しい方なら、この物質の名前を聞いたことがあると思います。脳内の松果体という場所でセロトニンを原料にしてつくられる脳内神経伝達物質です。

メラトニンは、夜になると自然に分泌が始まり睡眠を誘導する作用があります。メラトニンのサプリメントは睡眠導入剤としても使われています。

睡眠導入のための物質と見られていたメラトニンが免疫力強化の鍵となる物質であることが報告されるようになったのはここ20年のことです[※1]。**メラトニンは、ウイルス、細菌、寄生虫に対して免疫機能を発揮する重要な機能を持っている**と報告されています。

[※1] Antonio Carrillo-Vico et al,. *Melatonin: buffering the immune system*, 2013

多数の動物研究により、重症感染症の際にメラトニンを投与すると生存率が向上します。メラトニンは免疫を活性化する物質を誘導して免疫を増強する作用を示します。メラトニンの抗感染効果を発揮するためには、良好な腸内環境を形成したり、内臓脂肪を減らしたりなど普段から免疫機能を維持しておくことが重要です。

さらに、メラトニンは強力な抗酸化物質としての機能も持っています。

重症感染症の際は、さまざまな活性酸素種が発生し細胞に重篤なダメージを与えます。最も障害を受けるのは細胞内のエンジンであるミトコンドリアです。

メラトニンは、ミトコンドリアに直接入ることができる希少な抗酸化物質であり、活性酸素からのダメージからミトコンドリアを保護します[※2]。活性酸素種は脂質も酸化し、アルデヒドという猛毒をつくり出しますが、その際に最もダメージを受けやすいのが、脂質が豊富に含まれる細胞周囲の膜（細胞膜）です。

メラトニンは、細胞膜の脂質酸化を防止し細胞を保護します。メラトニンの持つこのような抗酸化作用も感染から体の保護効果を増強する要因と考えられます。

[※2] Hana M A Fakhoury et al., *Vitamin D and intestinal homeostasis: Barrier, microbiota, and immune modulation*, 2020.

暗闇で強力になる〝ドラキュラホルモン〟

メラトニンは、生理的な物質で夜21時ぐらいから分泌が増加し、深夜に最大量となります。そして明け方になるにつれて自然と分泌が止まり、朝の目覚めにつながります。メラトニンの分泌を刺激するのは暗闇です。逆に光を当てると、とくにスマートフォンやパソコン画面からのブルーライトはメラトニン分泌を強力に抑制します[※3]。

そのため、メラトニンは〝ドラキュラホルモン〟というあだ名がついています。就寝の2時間前には、ＬＥＤ電球、ブルーライトを発する電子機器の使用をやめて、部屋を真っ暗にして寝ることがメラトニンを最大限に分泌させるコツになります。

前述の睡眠中の免疫力向上のテーマとあわせて考えていただくと、**私たちは眠っている間でも感染対策はできる**ということになります。夜間、メラトニンの分泌を促すには、朝しっかりと光でメラトニン分泌を抑制しなくてはいけません。そのために最高の方法は、**目覚めたら朝日を浴びること**です。

[※3] Sarah Laxhmi Chellappa et al, *Non-visual effects of light on melatonin, alertness and cognitive performance: can blue-enriched light keep us alert?,* 2011.

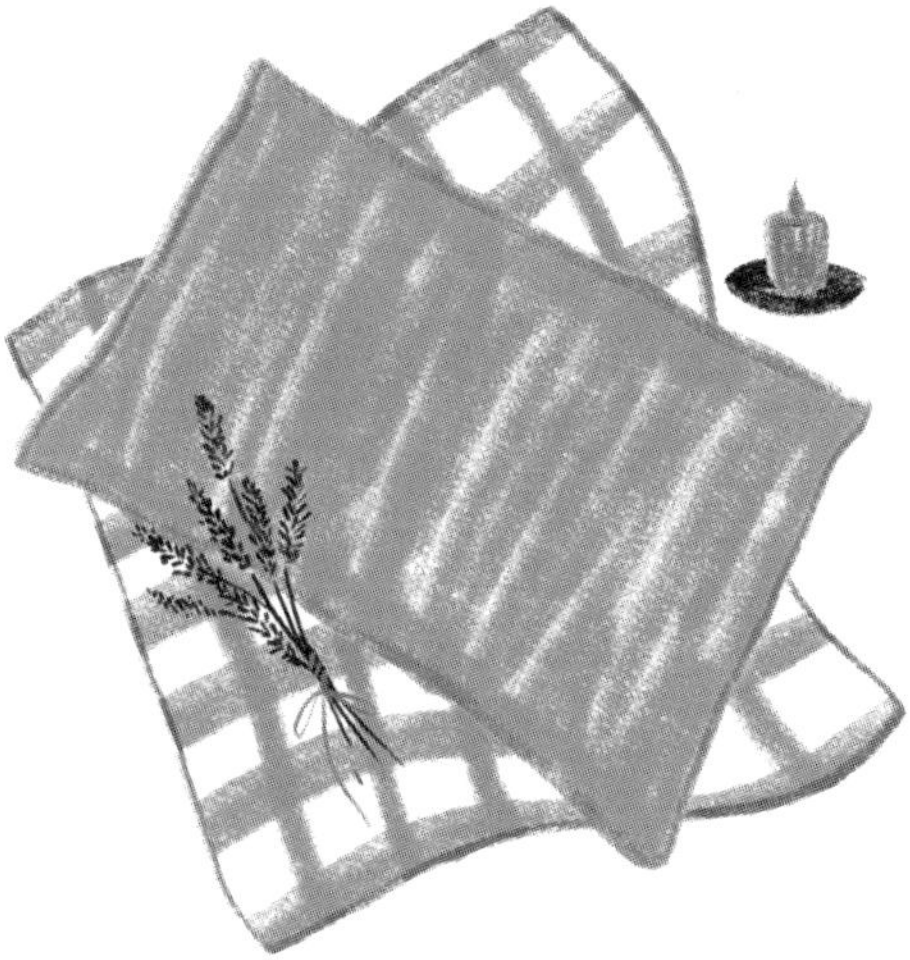

第

5

章

日々の
腸活ルーティーンで
美しく健康に
生きる

● Chapter 5

Improve your overall wellness with a healthy gut routine.

Increasing Immunity Through Eating Habits and Diet

1 健康的な生活習慣を身につける

健康的な体には、健康的な腸内環境が必須です。

現在太っている、もしくは内臓脂肪がついている方は、それだけで慢性の炎症が体中で起きており、高血圧、糖尿病、脂質代謝異常症などのリスクが高い状態です。そして、肥満であることは、腸内環境が悪く、体が本来もつ免疫力を発揮できないまま生活しているのだと気がついてほしいのです。

ここからは、太る原因であるホルモン異常をコントロールしながら腸内環境を改善し健康的に痩せる、感染を恐れない体になる方法についてお話しします。この方法は、現在オンラインでおこなっている健康スクールで実際に１００人以上の生徒さんに実践してもらっている方法です。

「ダイエットしようとしても続けられない」

「いったん体重が落ちてもリバウンドする」

「ジムに申し込んだけど行かなくなった」

「ウォーキングを始めたが面倒になって車で移動ばかりしている」


私たちは自分の意思で始めたことをしばしば途中でやめてしまいます。

がんばろうと思って始めたけれども、その生活を続けることが難しく、その行動を「習慣化」できなかったことになります。

多くの場合、これらのチャレンジは、これまでの生活を極端に変えすぎることに原因があります。

まずは、〝前提〟を変える

脳は、これまでの生活を変えることを極端に嫌います。なぜならば、これをしようと思っておこなう行動、**意思を持っておこなう行動が想像以上に脳に負担をかけるから**です。

人は1日のうち約50％は無意識で行動しています。例えば、毎朝コーヒーを飲むことや歯を磨くことなどの行動などは、思考の力、意思の力を必要としないため、脳にほとんど負担をかけずに行動することができます。

こういった無意識の行動のことを〝習慣化された行動〟と呼びます。意識的におこなう行動と習慣化された行動は、脳内で処理される場所が違います。

意識的におこなう行動は、前頭部の前頭前野という場所で処理されますが、習慣化された行動は脳の中心部である大脳基底核というところで処理されます。前頭前野で処理された行動は、自分自身でどうしてその行動をとろうと思ったのか言語化することができます。しかし、大脳基底核で処理される行動は、その行動をどうしてとったのか説明できない無意識でストレスのない行動となります[※1]。

何か身につけたい行動がある場合は、行動を処理する脳の部位を変えて習慣化しなくてはいけないのです。

[※1] Gaston Godin & Mark Conner, *Intention-behavior relationship based on epidemiologic indices: an application to physical activity*, 2008.

健康的な体になるには、健康的な生活習慣を身につけていかなくてはなりません。

健康的な生活習慣には、**「食事」「運動」「睡眠」「ストレスマネジメント」**の4つの要素があります。

そして、この4つの生活習慣を身につけていくことにより、徐々に体調が変化し始めます。スクールでは、さらに腸内環境を改善するための腸内洗浄法や体から効率的に毒素を排除するデトックス法、がんを予防するための2週間の集中食事法など、良い腸内細菌をつくり健康を維持するための方法を実践してもらうのですが、その前提としてこれらの生活習慣が確立されていないと効果はありません。

Increasing Immunity
Through Eating Habits and Diet

2 習慣化するには？

ロンドン大学の研究によれば、**人は習慣を身につけるには平均66日かかる**とされています[※1]。どうすれば大脳基底核という習慣化に関する脳の領域を活性化し、健康習慣を身につけることができるようになるのでしょうか？　それは習慣というものの定義を見ることによってとるべき行動が分かります。

習慣とは「特定の引き金をもとに引き起こされる自動的で無意識な反応であり、それらの反応は行動を繰り返すことによって後天的につくられるもの」[※2]です。習慣的な行動は〝意識的に〟〝繰り返し〟行動をとることによって身につけていくものであって、決して〝生まれつき〟備わっているものではありません。習慣は、自ら意識的に身につけようと思って身につけるものなのです。

[※1] Phillippa Lally et al., *How are habits formed: Modelling habit formation in the real world*, 2009. ／ [※2] Bas Verplanken & Henk Aarts, *Habit, Attitude, and Planned Behaviour: Is Habit an Empty Construct or an Interesting Case of Goal-directed Automaticity?*, 2011.

量より〝毎日続ける〟ことが大事

そのため、大事なことは**行動を毎日続ける**ことです。

行動を続けることによって、その行動を起こす脳内領域が前頭前野から大脳基底核に徐々に変わってきます。ここで強調したいことはただ毎日続けることであって、どれくらいその行動をとるかは関係ありません。

例えば、ジョギングする習慣をつけたいとします。３日間続けて30分ジョギングしてもそれで行動をやめてしまえば習慣になることはありませんが、毎日１分、意識的にジョギングすることを繰り返すことができれば、ジョギングを習慣化できるようになります。

初めから「30分」「５㎞」など、大きな目標を持ってジョギングするよりも、〝ジョギングをする習慣をつくる〟ことに注意を向けます。みな自分のことを過大評価しすぎです。自分がそんな行動を毎日続けられると安易に考えて始めてしまっています。

〝どれくらいする〟ということを全く考えにいれずに、腕立て伏せ１回でもスクワット

1回でもする。やらない言い訳をすることが難しいぐらい、簡単な行動を意識的にとることを重視することが重要です。ジョギングを毎日することさえできれば、時間や距離を伸ばしていくことは簡単なことなのです。

劇的な変化のための第1ステップは？

健康習慣を身につけるステップは、**最初の28日が勝負**です。
この期間に食習慣、運動習慣、睡眠習慣を意識的に身につけていきます。

- 食習慣では間欠的ファスティング（3章10参照）を身につけること
- 運動習慣は1日2分運動することを身につけること
- 睡眠習慣は睡眠前に必ず深呼吸をしてから就寝すること

えっ？　この程度？　と思うかもしれません。実際には、1カ月の間にはほとんど体重も変わりませんし、体型が変わるほど筋力もつきません。しかし、この基礎習慣をしっかりと意識的に身につけることによって、その後の体調、体型が劇的に変化していきます。

Increasing Immunity
Through Eating Habits and Diet

食事の習慣化❶

3 糖質をカットする

間欠的ファスティングを継続する食事の習慣化を身につけるには、体にエネルギーが入らない時間があっても耐えられる体をつくることが必要です。

こまめに糖分（炭水化物）を摂取する癖がついている人は、16時間食事を摂らない生活に入ることができません。そのため、最初に取り組む課題は「炭水化物を短期間徹底的にカットすること」です。

1章3（38ページ）で糖質制限は危険であると書きました。闇雲に炭水化物のみをカットしてその他の食事内容を考慮しない食生活を長期におこなう場合、糖質制限は危険な食事法になります。

しかし、実際にダイエットする、内臓脂肪を取り除くために最初に取り組むことは

〝正しく糖質を制限すること〟なのです。

糖質をより多く使用できる体に戻す

私たちは、年齢を重ねるごとに炭水化物を分解・吸収する能力が衰えていきます。炭水化物を分解するための消化酵素を分泌する能力が低下するために、若いころと同じように食べていると腸に大きく負担をかけることになります。そして、吸収されたブドウ糖を細胞内に取り込む能力が低下するために（インスリン抵抗性）、使われないブドウ糖が体の中で余ります。

吸収されないブドウ糖は、体中で「糖化」という現象を起こします。糖化とは、タンパク質や脂質に糖が結合してしまい、終末糖化産物（AGE）という物質をつくり出します。

AGEは、細胞の老化を促進し、炎症を引き起こしていきます。余剰のブドウ糖は、最終的に脂肪として蓄えられます。

このように、現在処理できる能力以上の糖質を摂取することは、体の老化を促進し脂肪を蓄えてしまうことになります。この糖質を処理する能力を上げるためには、逆説的ですが、糖質を摂らない時間帯をより長くしなくてはいけません。

ファスティングをすることにより、インスリン抵抗性が改善されることはこれまで一貫して報告されています。間欠的ファスティングで食べる時間と食べない時間をしっかり分けることにより、体にインスリン抵抗を改善する機会を与えることになります[※1]。

一番重要な栄養である糖質をより多く使用できる体に戻していくことが目標です。

糖質中毒から抜け出すには？

糖質は、恐ろしいことに脳内で麻薬と同じ作用を起こすことが示されています。

麻薬と同じ作用という意味は、中毒になるということ、摂取しないと禁断症状を引き起こすということです。

とくに、小麦はその効果が明らかです。研究では麻薬の作用をブロックするナロキソ

[※1] Elizabeth F Sutton et al., *Early Time-Restricted Feeding Improves Insulin Sensitivity, Blood Pressure, and Oxidative Stress Even without Weight Loss in Men with Prediabetes*, 2018.

ンという薬を肥満の人に服用してもらうと、炭水化物の摂取が抑えられることが示されています[※2]。これは、炭水化物が脳内のエンドルフィンという脳内麻薬を誘導し、食べるたびに幸福感を感じてしまっていることを示します。そして、脳内麻薬がでるということは、炭水化物が枯渇すると、禁断症状が出てさらに甘いものが欲しくなるという悪循環に陥っていることを示します。

　どれくらいの期間糖質を徹底的にカットすることが必要か？

炭水化物を渇望するピークは約５日間なので、５日程度炭水化物をカットできると、その後はコントロールしやすくなります。

　この間のインスリン分泌は徹底的に押さえ込まれます。この５日間の過ごし方は、前述の通り炭水化物以外のエネルギーを取りながらおこなうボーンブロス・ファスティングを併用することが効果的です。この**ファスティングに入る前に、1週間程度は食事以外の炭水化物は摂取しない、おやつを食べないように準備する必要があります。**

[※2] Daniel D Langleben et al., *Depot naltrexone decreases rewarding properties of sugar in patients with opioid dependence*, 2011.

Increasing Immunity Through Eating Habits and Diet

食事の習慣化❷

良質な脂質を摂取する 4

60兆個以上あるといわれる私たちの細胞は細胞膜という膜に囲まれています。健康な細胞の細胞膜は弾力性に富み、酸素や栄養素をスムーズに細胞内に取り込み、老廃物、毒素を排出して細胞は元気な状態を保ちます。細胞膜を構成する中心成分は脂質です。食事中の脂質が炎症を起こしやすい脂質である場合、細胞膜で炎症が起こり細胞の機能が著しく低下します。

そのため、**どのような脂質を選んで食べるかは、私たちが想像している以上に細胞機能に影響を与えることを認識しなくてはいけません**。

糖質の制限をおこなうと、体は著しいエネルギー不足を感じます。

そのため、糖質制限中は、適度なタンパク質と十分な量の脂質を含んだ食事をしなければ、ただ単に体をエネルギー不足の飢餓状態にするだけです。その状態は、免疫力の著しい低下、日常生活の活力の低下を引き起こします。

現在よくおこなわれている糖質制限法では、タンパク質の摂取量と脂質の種類についての制限のない方法がおこなわれています。この方法では、糖質制限によって改善したいインスリン抵抗性が改善されません。

ですから、ホルモン異常の改善がおこなわれないまま減量するため、結局、体がもとの体重に戻っていくように仕向けます。多くの人がリバウンドする食事法となってしまうのです。

炎症を起こす避けるべき脂質

悪い脂質を摂取すると体の中で炎症が起こることはあまり知られていません。

悪い脂質とはどんなものか？　簡単にいうと〝劣化しやすい脂質〟です。その代表的なものは、植物の種からできた油です。**大豆油、ひまわり油、キャノーラ油、綿実油な**

どで、いわゆるサラダ油の主成分です。これらの油の主成分は、多価不飽和脂肪酸といい、脂肪酸の中に複数の劣化しやすい部分を持っています。

この劣化しやすい油をベースに私たちの細胞がつくられると当然、細胞機能は低下します。

ショートニング、マーガリンなどの工業的につくられた油も炎症を引き起こします。パッケージに記載される植物油脂、ショートニングという単語が書いてある加工食品は、すべてこの悪い油でできた食品です。繰り返し使用した油の劣化は、体に与えるダメージは相当です。外食で食べる食品、お惣菜やお弁当で売られている食品の油は、どのような種類のもので、どれくらい期間使用した油なのか全く分かりません。

よって、健康的な生活習慣を導くためには、**始めは脂質を使った食品はすべて手づくりの食品のみを食べて、外食は控えなくてはいけません。**

摂取すべき良い脂質とは？

では、摂取すべき脂質とはどんなものでしょうか？

それは、**牛、豚、鳥などの動物性の脂質、バター、ギー（バターから乳糖、タンパク質を取り除いたもの）、オリーブオイル、ココナッツオイル、魚などの脂質**です。

また、**アボカドやアーモンド、クルミなどのナッツ類、ダークチョコレート**も良質な脂質です。

動物性の脂質に関しては、以前はコレステロールが多く、心臓病のリスクが上がることを懸念してなるべく摂取しないことが推奨されましたが、現在では明確に否定されています。

注意点として、現代では、牛、豚、鶏の脂質は大豆やとうもろこしなどからつくられた飼料を与えられていることが多く、植物油脂を多く含んだ脂質となっています。そのため、牛、豚、鶏の肉を過剰に摂取すると、植物油脂を大量に摂ったことと同様になります。

動物性のお肉の摂取は、過剰に摂取しないように気をつけなくてはいけません。草を食べて育った牛（グラスフェッド牛）の肉であれば問題ありません。同様に、魚は天然の物を選択し、穀物を餌としている養殖の魚は避けるべきです。これらの油は若干値段が高いですが、油を変える健康上のメリットを考えれば投資する価値があります。

良質な脂質を摂取すれば、生まれてくる細胞は良質な細胞膜でできた細胞になります。体の中の細胞を健康的に変えていくためには、摂取する脂質の種類には厳しく制限しなくてはいけません。良質な脂質は摂取しても炎症を起こさないため太ることはありません。

逆に、悪い油は少量摂取しても体内で炎症を引き起こし体の中でくすぶり続けます。

ファスティング開始の1〜2週間前から脂質を完全にチェンジしておくことが重要です。

Increasing Immunity
Through Eating Habits and Diet

28日間「食事の習慣化改善」5

数日間など一定の期間、食事制限やファスティングをおこなえば、体重は減少します。

しかし、この時、何が減っているのか？　実際には、減らしたい脂肪はほとんど減少しません。

減少しているのは、ほとんど水分です。食事を摂取しないことにより、肝臓、筋肉のグリコーゲンという貯蔵した糖質が動員されます。このグリコーゲンには、水分子が結合しており、分解の際に、同時に水分も失われてしまいます。

さらに、糖が足りない場合は、自分の筋肉を分解してアミノ酸をつくり、糖に代謝します。食事制限の初期に減少するのは、水分と筋肉であって、脂肪が燃えることはありません。

脂肪が燃えるようになるには、脂肪を合成するホルモンであるインスリンをしっかりと抑えなければなりません。このインスリンの機能低下（インスリン抵抗性）を改善するには時間がかかります。

よって、脂肪を燃やす体になるには時間がかかるものなのです。

脂質を燃やすためには

脂肪はいつ燃えるのか？

脂肪は、安静時の筋肉内で代謝されて燃えます。簡単にいうと、人は寝ている間に脂肪を燃やします。脂肪を使ってエネルギー代謝がおこなわれることによって脂肪は燃えます。そのために、必要なことはまず、**インスリン機能を改善すること、そして脂肪を燃やす筋肉量を増やすこと**です。

夕食を食べた後、血糖値が上昇し、それに伴ってインスリンが分泌されます。

その後、インスリンが血糖を十分に低下させると、インスリン分泌が止まり、その後に脂質の分解が始まります。そのため、インスリンの機能が十分早く発揮され、速やかに低下する必要があります。

インスリン抵抗性があると、なかなかインスリン値が低下せず、いつまでも脂肪が燃えないのです。インスリン抵抗性を改善する方法がファスィングであるため、ダイエットにはファスティングを導入する必要があるのです。

当然、夕食を抜くダイエットの方が就寝時にはインスリン値が十分低下しているため、ダイエットの効果は高いですが、空腹で就寝することはストレスとなるため、夕食を抜くことは推奨しません。

28日かけて変える食事の習慣

28日間かけて身につける食習慣は、間欠的ファスティングです。

3章10（144ページ）でも紹介したように、インスリン抵抗性を改善するためには、数日間、食事を摂らないファスティングをする必要はなく、1日16時間食事を摂らないようにする間欠的ファスティングで十分効果があります。

しかし、毎食糖質を摂取する食事をして、食間におやつを摂取する生活をしていると、この16時間食事を摂らない食事法を続けることは想像以上に困難です。

そのため少しずつ進める必要があります。

Increasing Immunity
Through Eating Habits and Diet

6 間欠的ファスティングの手順

28日のうち、最初の1週目がキモであり、ここを乗り切れるかどうかが成否を分けます。

1週目（1〜7日）

最初の4日間は、ボーンブロス・ファスティングをおこない、糖質を極限までカットして腸の安静をはかります。

このボーンブロスには、腸管を癒す良質なタンパク質が含まれているため、同時に腸内環境を改善する効果が見込めます。

3日間は完全にボーンブロスと水分、ハーブティーのみで過ごします。

4日目の昼に消化の負担を避けるため、グリーンスムージーを摂取し、夜は蒸し野菜、サラダを中心に少量のタンパク質、脂質を摂取します。

5日目から7日目は、少量の食事で満足できる状態ですので、意識的に糖質を100g以下に抑えます。これは1日白米お茶碗2杯ぶんに相当します。

5日目から7日目までは、食事の時間を12時間以内に抑えています。12時間の間に3食摂取してかまいませんが、おやつは摂らないようにします。

2週目以降

2週目からは、食事時間を徐々に短くしていきます。

この少しずつ食事時間を短くする手順を「**クレッシェンド・ファスティング**（クレッシェンド crescendo：音楽記号でだんだん強くの意味）」といいます。12時間→10時間→8時間と徐々に食事時間を短くしていきます。

始めは、朝食を遅らせることから開始し、次第に朝食を抜きます。昼、夜の１日２食として、この昼食の食事開始から夕食の食事終わりまでを２週間かけて８時間に持っていきます。

目安としては、１週間のうち２日は食事時間を８時間に、残りは10時間に持っていくことが目標です。

４週目はいろいろなチャレンジをおこなってもらいます。

例えば、毎日食事時間を８時間にしたり、週２日は食事時間を４時間にしたり、１日１食にしたりなど、少しずつ食事時間を短くするように負荷を加えていきます。

これがどの程度達成できるかは大きく個人差があります。

糖質依存が強い人（とくに食事以外にも間食でおやつを食べていた人など）は、最初のボーンブロス・ファスティングを丸１日おこなうことも困難な場合があります。ファスティング中に頭がボーッとしたり、手足が痺れたり、寒気がしたりして継続できなくなってしまいます。

こういった場合はいったん中断します。そして1カ月間、間食をストップし、悪い脂質の摂取を控えて、再度1カ月後チャレンジすると、ほとんどの人がクリアできるようになっています。

ファスティングも筋力トレーニングと同じで、少しずつ繰り返すことによりファスティングへの体力がついてきます。**チャレンジしてみて辛いと思って中断したとしても、何度も繰り返すことにより糖質を摂らなくても平気な体に変わっていきます。**

この間に「何を食べたらいいのか？　何を食べてはいけないのか」を気にする人がいますが、守るべきことは、決まった食事時間の間に食事を摂ることだけに集中してくれれば十分です。

唯一守ってもらいたいことは、悪い脂質を摂取しないように努めること。

すなわち、外食を控えること、お弁当、お惣菜など自宅以外で摂る食事を極力ひかえることです。

野菜を多く摂取する、小麦はなるべく摂取しない、水分を十分に摂取するなど細かいルールはありますが、最も大事なことは、**食事時間を短くして腸の安静を図る時間を極**

力長くとること、この一点に集中してください。

この間欠的ファスティングは、ずっと続けることができます。

僕は、基本毎日8時間以内の食事を心がけています。少なくとも8時間以内に食事を済ませ、食事終了から就寝まで2時間程度あければ、太る心配はほぼなくなります。

7 運動の習慣化

スクールでは、28日間の間欠的ファスティングを身につけるのと同時に、運動習慣を身につけてもらうように、運動を少しずつ開始します。

とはいえ、いきなり毎日30分ランニングとか、動画を見ながらエアロビクスとか始めてみても3日坊主になるのが関の山です。カナダ・ビクトリア大学の研究では、学生がジムに定期的に行くようになるまでの期間を観察しました。研究ですので十分に監視をした状況下でも、習慣をつけるのに6週間かかりました[※1]。習慣とは無意識の行動です。重い腰を上げなくても運動をするというマインドになるにはかなり高いハードルが存在します。まして誰の監視もない状況で運動習慣を自らの意思のみで身につけることは至難の技です。

[※1] Navin Kaushal & Ryan E Rhodes, *Exercise habit formation in new gym members: a longitudinal study*, 2015.

やらざるをえない環境を準備する

運動習慣を身につけるためには、やらざるえない環境を用意することが必要です。

そのためには、まず、１日の運動量は〝やらない言い訳を考えることが難しい〟くらい簡単なものにするということです。

例えば、腕立て伏せなら１回、スクワットでも１回が１日のノルマとします。流石にどんなにめんどくさいと思っても１回ぐらいは運動をすることはできるはずです。このどんなにスモールステップであっても行動を起こすことが大事です。

１回やれば２回、３回と続けておこなうことはあまり難しいことではありません。そのために、まず１回をやることをノルマとすることです。

ひとつ注意点があります。

前日に10回おこなったので今日は最低でも10回やろうとする、この考え方は挫折を導きます。

たとえ前日に10回やっても今日のノルマはまず1回です。そうすれば少なくとも運動しないということはなくなります。習慣化にとって大事なことは**同じことを繰り返しおこなうこと**です。繰り返しおこなうことに抵抗がなくなってから回数や負荷のノルマを上げればいいのです。

あともうひとつあると望ましいのは**強制力**です。

習慣化を身につけるために必要な因子は、その行動を支持してくれる環境です[※2]。**運動することを応援してくれる環境、やらざるえない環境をいかにつくり出すことができるか**が習慣化の鍵です。

そのため、健康スクールで実践する時は、必ず実際その日におこなった運動をみなさんに報告してもらいます。報告しなくてはいけないので強制力が働くわけです。個人でがんばる場合は、周りの人に運動をすることを宣言するか、ＳＮＳで毎日発信するなどして強制力が働く環境を用意した方がいいです。

[※2] David Neal et al., *The Science of Habit CREATING DISRUPTIVE AND STICKY BEHAVIOR CHANGE IN HANDWASHING BEHAVIOR* , 2015.

最終目標のセットは？

健康維持のための最終目標は、１日４分から10分程度の筋力をつける運動をおこなうことです。

30分以上おこなう有酸素運動よりも**筋肉の萎縮を防ぐ筋力トレーニング**を重視してやってください。

ジムにいってマシンやダンベルを使用する必要はなく、自分の体重を利用する自重トレーニングで十分効果があります。腕立て伏せ、シットアップ（腹筋運動）、スクワット、ランジ（足を前後に開いてしゃがむ）、ジャンピングジャックス（ジャンプして手足を左右に広げる）などを行います。

オススメの運動方法は、ＨＩＩＴという高強度インターバルトレーニングという方法で、運動と休息を交互に取り入れて短時間に運動効果を高めます。具体的には20秒全力で運動をおこない、10秒休憩する。これを１セットとして８回繰り返す４分間の運動を２セットおこなうことが最終目標です。

定期的な運動は、成長ホルモンの分泌を促進します。

成長ホルモンは文字どおり、成長に関連するホルモンで10代までは分泌が盛んですが、徐々に年齢を重ねるにつれて衰えていきます。成長ホルモンは老化を予防するホルモンで、筋肉の増量や皮膚の張りに関連します。

運動は、成長ホルモンの分泌を促進する最も確実な方法です。

運動を継続することによって、いつまでも老化しない体を維持することができます。

長時間の運動は、免疫力を低下させますが、短時間でおこない、少し心拍数を上げる運動は血液中のリンパ球を増加させ、体内のパトロールを強化します。毎日少しずつ運動すれば、侵入したウイルスを捕獲するナチュラルキラー細胞などが活性化し、毎日感染対策をおこなうことができるというわけです。

Increasing Immunity
Through Eating Habits and Diet

8 腸内環境改善の3R

間欠的ファスティングの食事法、運動を習慣化できれば健康状態は次第に改善していきます。

そして、さらに腸内環境を整えるための方法があります。

腸内環境を整えるためには3つの段階があり、それぞれ英語で**「Reset（リセット）」「Rebuild（再建）」「Reinoculate（再注入）」**の頭文字をとって**腸内環境改善のための3R**と呼びます。

この3Rの手順が重要であってこの順番で施行していきます。最後の「Reinoculate」は再注入という意味で、具体的には良質な発酵食品などの摂取をおこなっていきます。

腸内環境を整えるために、ビフィズス菌や乳酸菌のたっぷり入ったヨーグルトや納豆などの発酵食品、もしくは乳酸菌などの入ったサプリメントを摂取する人がいます。しかし、良かれと思ったこのような行為が逆効果になってしまう人もいるということを知っておく必要があります。

４章３（１５９ページ）で紹介した小腸内細菌異常増殖症（ＳＩＢＯ）という病態を持った人に発酵食品や乳酸菌製剤を摂ってもらうと腹部症状が悪化します。腸内の細菌バランスが崩れた人にさらに菌を入れることは危険な行為ですらあるのです。ドブ川にいくら魚を戻してもその魚は生着しません。汚い腸内にいくら良い菌を入れても効果はありません。まずは川をきれいにすること、腸内を洗浄することが先決です。その方法について説明します。

❶ Reset

最初は腸内環境をいったんリセットすることを目的とします。

伝統的に腸の調子を良くするために使われてきたハーブや食品などを使用して、腸内の悪玉菌を一掃します。

以下の４種類を使用します。

A. オレガノオイル

オレガノオイルは、２５００年以上前から使用されているスーパーオイルです。「カルバクロール」と呼ばれるオレガノオイルの活性化合物のひとつは、抗ウイルス、抗菌、抗真菌の特性を備えており、腸内のカンジダなどの真菌やその他の悪玉菌に抗菌効果を発揮します。

体の中のカンジダ真菌症は腸内だけでなく、女性の膣カンジダ症や舌カンジダ症（舌が白くなる）として症状を表しますが、いずれの場合も、オレガノオイルは強力にカンジダの増殖を防ぎます。水虫といわれる白癬菌による真菌症に対しても有効です。風邪やインフルエンザのほか、ノロウィルスやＯ－１５７などの食中毒にも効果を発揮します。

ビタミンＣ、ビタミンＥなどの抗酸化成分の含有率はずば抜けており、細胞の老化を遅らせるアンチエイジング薬としても期待されています。

B. アロエベラジュース

アロエの葉全体を粉砕し、粉砕してつくったジュースです。

アロエベラは食物繊維を多く含み、腸内の善玉菌の餌となり、腸内環境のバランスを整えます。ビタミンＢ群、ビタミンＣ、ビタミンＡも豊富であり、多くのアミノ酸も含有します。

伝統的インド医学アーユルベーダでは、アロエベラは、便秘やその他の胃腸の不調を治療するために使用されてきました。アロエベラジュースは抗菌性、抗真菌性、抗ウイルス性があり免疫機能も向上させます。日本でもキダチアロエが「医者いらず」と呼ばれ、古くからやけどや切り傷など、民間療法に使われてきましたがアロエベラとは異なる植物です。

C. コロイダルシルバー

シルバー（銀）は、日常生活で使用される物品に組み込むことによって人間の病気の蔓延を予防するために古くから使用されてきました。

治療目的での最古の記録された銀の使用は、紀元前１５００年の中国の漢王朝にまでさかのぼります。

銀は細菌の細胞壁に穴を開け、細菌の細胞に入り、細胞の呼吸を阻害し増殖を抑制します[※1]。コロイダルシルバーとは、水の中で均一に銀が分散した状態の溶液で、抗菌、抗ウイルス、抗真菌効果を発揮します。

D. パウダルコ

ブラジルの国花であるパウダルコは高さ8mほどの中木です。

インカの時代から南米の先住民はパウダルコの樹皮を乾燥させたものをカンジダ、マラリアなどの感染症の治療に用いてきました[※2]。最近では抗がん作用についても注目されています。

以上の4つの成分を1週間服用して腸内環境改善の基礎をつくります。

[※1] Wilson Sim et al., *Antimicrobial Silver in Medicinal and Consumer Applications: A Patent Review of the Past Decade (2007～2017)*, 2018. ／ [※2] Gurpreet Kaur & Neelam Verma, *Nature curing cancer - review on structural modification studies with natural active compounds having anti-tumor efficiency*, 2015.

9 善玉菌のすみかをつくる

Resetの段階を終了した後、次はRebuild（再建）の段階に入ります。
再建とは、腸内の粘膜組織の修復を図り、善玉菌が住みやすい環境をつくりあげます。

❷ Rebuild

A. 活性炭

活性炭には、食品添加物、化学薬品、農薬、重金属（水銀、鉛、カドミウム、ヒ素など）を吸着する作用があります。

活性炭自身は消化管から体内に吸収されないため、服用した物質の吸収を減少させる効果があります。急性薬物中毒などの場合は実際の医療現場でも使用されています。

活性炭を用いて腸内を洗浄することは、腸内環境改善のために必須です。

B．L－グルタミン

グルタミンは、体内で合成できるアミノ酸であり、必須アミノ酸ではありません。

しかし、怪我、感染など体にストレスがかかる場合は、容易に不足するため、食事から絶えず摂取しておかなければならないアミノ酸です。

体内のグルタミンの30％は腸内に存在します。グルタミンには、腸粘膜の隙間であるタイトジャンクションの機能を改善する効果があります。

すなわち、リーキーガットを修復し、腸内の炎症をとる効果があります。

活性炭は1週間、L－グルタミンはサプリメントで6週間服用します。

この時期には食品から、

・ココナッツオイル、MCTオイル：抗真菌効果
・ウコン、ショウガ、ニンニク：抗炎症、腸内環境改善効果

・グラスフェッドバター、グラスフェッドギー：大腸内の炎症を改善
・リンゴ酢：抗菌、抗酸化効果

などを意識的に摂取します。

❸ Reinoculate

Rebuildの活性炭を1週間終えた後に（グルタミンは継続しながら）最後のReinoculate（再注入）の段階に入ります。

注入するものは食物繊維と発酵食品です。

発酵食品は、日本人にとって極めて自然な発酵食品を摂取するように心がけてください。

野菜、果物で食物繊維を摂取することはもちろん、善玉菌がより好きな餌（プレバイ

オティクス）を積極的にとります。

A．プレバイオティクス

ねぎ
たまねぎ
アスパラガス
ラフィノース（ビートから抽出した天然のオリゴ糖）
サイリウム
グルコマンナン（こんにゃく）

B．発酵食品

納豆
キムチ
味噌
醤油

みりん

ぬか漬け

麹

コンブチャ

（紅茶キノコとも呼ばれる。砂糖入りの紅茶、緑茶、烏龍茶などを発酵させた飲料）

これらを毎日の食卓に少しずつ入れていき、日本人にあった腸内環境を形成していきます。

ヨーグルト、ザワークラウト、ケフィアなどの発酵食品は、日本人が古来より摂取してきたものではないので、日本人に適正な腸内細菌のバランスを崩してしまう危険があると私は考えています。

Increasing Immunity
Through Eating Habits and Diet

10 一生続ける健康習慣

人は短期的欲求に対して行動はとれますが、長期的なメリットに対して行動を起こすこと、行動を継続することが苦手です。

28日間の健康習慣をつける取り組みに参加すると、多くの人が自分の体調の改善を感じます。しかし、この短期プログラム終了とともに、またいつもの生活に戻っていってしまいます。とくに、運動の習慣は28日では強固にならないため、一度サボってしまうとずるずるとやらない日々が連続し、ついには以前の状態に戻ってしまいます。

そのため、スクールでは28日が終わった後も、運動については報告の義務があり、3カ月間は自分のおこなった運動内容を報告してもらっています。

約90日継続すると、運動をしないとなんとなく気持ちが悪いという状態になっているのです。

ですので、まずは3カ月間、無理なく継続してみることで、全く見たことがない景色が目の前に広がってきます。

継続すれば体が欲するものは変わる

健康習慣の最大のネックは継続です。

減量の目的がある場合は、間欠的ファスティングは何カ月でも継続します。

目標体重に落ち着いたら、食事時間は12時間以内にするなど、制限を緩めていっても問題ありません。私自身は、週5日は8時間以内に食事を済ませますし、どんなに長くても12時間以上の食事時間を摂ることはありません。

加工食品（とくにお菓子）を摂らない、悪い脂質を摂らない、ジュースやソーダを摂らないなどは、一見継続が難しいと思うかもしれませんが、一定期間やめて再度食べた時の体調不良を経験すると二度と手にしなくなっていきます。

私も以前は、コンビニで毎日チョコレートを購入して食べていましたが、今は目に入っても食べたいという欲求が起きません。

体が本来必要としないものは自然と口にしなくなっていくものです。

ストレスのない自分にあった生活を送る

糖質（炭水化物）は、本来は人の主要な栄養源です。

そのため、一定の制限期間をもうけた後は、糖質を摂る生活に戻していかなくてはなりません。

ブルーゾーンという世界で5箇所の長寿の地域があります。90歳以上、１００歳以上の人が多数、元気に生活している地域として紹介されました。その5箇所の長寿地域のひとつが沖縄です（ただし、現在の沖縄は、日本の中でも肥満割合が最も高い地域であり、あくまでも沖縄の高齢者が対象です）。

沖縄の高齢者は、どのような生活をしていたかというと、タンパク質、脂質などはほとんど摂らず、サツマイモばかりを摂取していました。栄養の90％を炭水化物から摂取していたということです。食事は必ず腹8分でとめて決して満腹まで食べないこと、よく歩き座りっぱなしの生活をしない、コミュニティの中に積極的にかかわり孤独にならないなどは、しっかりと守って生活していました。

私たちは「健康のために」というと、すぐにこれを食べるとかこれを食べないとかにばかり注目してしまいますが、**ストレスをためない生活をいかに送るかが最も重要**です。

僕が運営するオンラインスクールでは紹介した腸管洗浄法、デトックス法、がんにならない食事法などを実践してもらっていますが、これらは必ずしも全員がおこなわなければならない方法だとは考えていません。

本書で紹介した方法をおこなって、いったんこれまでの生活スタイルをリセットしてもらうだけで十分な成果が得られます。そして、いったんリセットしたら、日本人としてのあなた自身のライフスタイルはどうあるべきかを考えて、ご自身にあった栄養、運動、睡眠、ストレスマネジメント法を模索しながら生涯を通じて継続していってください。

エピローグ

健康格差時代の到来

● Epilogue

The age of health disparities has come.

2020年4月、身知らぬ人からの1通のメールが届きました。開けてみると、書籍の出版に興味はありませんか？　という文面でした。以前にも同じような怪しいメールがあったので「またか……」と思いました。しかし、再度いただいたメールをみると「本当に出版社なんだ！」、正直びっくりしました。本を書くということは、いずれはできたらいいなと漠然と考えていましたが、まだまだ遠い話だと思っていました。

2020年初頭は新型コロナウイルスの話題一色でした。しかし、1月の段階では日本ではそれほど関心を持って報道がされておらず、僕はどうしてこんな重大な事象を真剣に伝えてくれないんだと憤っていました。日本での報道では情報が全く取れないため、欧米の医学論文を連日読みあさりました。

次第にこの情報は早く知らせなくてはいけないと思い、YouTubeで発信し始めました。新型コロナウイルスの情報を発信する前は、チャンネル登録者はわずかでしたが、2カ月間で2万人を超える人が関心を持ってくれるようになりました。そして話題となった

Dr. IshiguroのYouTubeチャンネルがクロスメディア・パブリッシングの目に留まり、今回の出版となりました。

２０２０年8月現在、コロナウイルスの報道は何人の感染者が出たとか、「外出、人の接触は控えましょう」といった、人々を暗くする話題しか新聞、テレビでは報道されません。

僕はこの姿勢には当初から反対でした。感染力が強い、重症化した時の致死率は高いウイルスであることは間違いありません。急性のウイルスによる上気道感染を〝風邪〟と呼びますが、新型コロナウイルスによる感染も〝風邪〟であることには変わりません。

僕たちがとるべき行動は風邪をどうしたらひかないようにできるか？　風邪をひいてしまったらどのように治すか？　という自分の免疫力のことに注力するべきであって、ウイルスに感染するかもしれないという恐怖に怯えることではありません。

欧米の報告では、肥満の人は新型コロナウイルス感染に対して抵抗力が低いことが報告されていました。そのため、この本ではダイエット、免疫力向上について伝える必要があるだろうと考え、そのような趣旨を持ってこの本を書き始めました。

この本に書かれている内容は、今出版されている書籍とは少し趣が異なるなという印象を持たれる人が多いのではないでしょうか？

それもそのはずです。この本の健康法は実際に僕自身が試行錯誤しておこなってきた健康維持法であり、また僕の指導で１００人以上の人が実際に結果を出している方法です。単純に先人の本に書いてあったことをそのまま記載しているものではないからです。知識は経験が伴って初めて本当の理解となり知恵となります。この本の健康法はすべて経験された知恵のみで構成されています。

健康格差という言葉をご存じでしょうか？

健康格差とは、生まれ育った環境、就いた職業、所得などが原因で、病気のリスクや寿命の長さの違いが生まれてしまうことを指します。

現代人は、値段の安い糖質中心の加工食品を食べる機会が多く、相対的に値段が高い野菜果物を摂取する機会が少なくなっています。日本人の所得が年々低下していることが原因であるとされていますが、僕自身はそれだけではないと思っています。健康格差の最大の原因は、今食べているものが体によくないことを〝本当に知らない〟ことです。

日本はこれから高齢化社会を通り越して、人口の20％以上が65歳以上となる超高齢化社会になっていきます。

現代の健康状態の延長でこの超高齢化社会を迎えると、医療費、介護費などの社会保障費が破綻することは目に見えています。日本人の平均寿命は世界2位です。しかし健康上の理由で、日常生活が制限されずに生活が送れる健康寿命は男性8・4年、女性12・1年短くなります。

すなわち、晩年は自立した生活を送れない人がほとんどであるということです。

これから高齢になっていく40代、50代の一人ひとりが、健康知識を正しく持ち、いつまでも自立した生活ができるように運動を継続し、ストレスをうまく対処する生活を送れば、将来の健康問題、財政問題の大部分を解決できると思っています。

貧困が原因と考えられている子どもの肥満も社会問題となっています。子どもたちにも、大量に加工食品、炭水化物を食べて満腹になる食習慣のもたらす弊害を伝え、もっと野菜や果物を食べる食事の重要性を伝える食育もあわせておこなっていく必要があると思います。

健康格差は、所得の格差から生まれるというよりも、健康知識の格差から生まれるものです。

本書で紹介したような食べない時間を長くする食事法をすれば、食費を大きく変えずに健康的な食事に変えていくことは可能です。

少しずつでもいいので実践していってほしいと思います。

僕は現在病院での勤務以外の時間で、オンラインでおこなう健康スクールを運営しています。

そこでは、食事以外にも運動、睡眠、瞑想など健康に良い習慣を全て身につけてもらうためのプログラムを提供しています。健康においてメンタルの落ち込み、ストレスは最大の敵です。そのためにスクールでは〝笑う〟トレーニングというものもおこなっています。

このような活動はほかの医師からみたら〝異端〟です。何か怪しいことをやっていると思われているかもしれません。それでも続けてこられたのは、最大の理解者であり、内科医でもある妻の賀子さんのおかげです。医師がYouTubeで発信することには当初抵抗がありました。しかし息子の達也、陽路が毎日父の動画を見て、誰よりも早く高評価ボタンを押してくれたことがYouTubeを続ける原動力になりました。その結果、2020年9月現在では約6・7万人もの人がチャンネル登録をしてくれているサイトにまで育ちました。今後も将来の日本人の健康に少しでも寄与できるように発信をしていきたいと思います。

2020年9月吉日

著者より

【著者略歴】

石黒成治（いしぐろ・せいじ）

消化器外科医、ヘルスコーチ

1973年、名古屋市生まれ。1997年、名古屋大学医学部卒。国立がんセンター中央病院で大腸がん外科治療のトレーニングを受ける。その後、名古屋大学医学部附属病院、愛知県がんセンター中央病院、愛知医科大学病院に勤務する。2018年から予防医療をおこなうヘルスコーチとしての活動を開始。腸内環境の改善法、薬に頼らない健康法の普及を目的に、メールマガジン、YouTube、Instagtam、Facebookなどで知識、情報を分かりやすく発信している。Dr.Ishiguro YouTubeチャンネル登録者数は6.7万人（2020年9月現在）。

https://www.youtube.com/c/guroguro114

食《た》べても太《ふと》らず、免《めん》疫《えき》力《りょく》がつく食《しょく》事《じ》法《ほう》

2020年9月21日　初版発行

2021年10月14日　第7刷発行

発行　**株式会社クロスメディア・パブリッシング**

発行者　小早川 幸一郎

〒151-0051　東京都渋谷区千駄ヶ谷4-20-3 東栄神宮外苑ビル

http://www.cm-publishing.co.jp

■本の内容に関するお問い合わせ先 …………………… TEL (03)5413-3140 ／ FAX (03)5413-3141

発売　**株式会社インプレス**

〒101-0051　東京都千代田区神田神保町一丁目105番地

■乱丁本・落丁本などのお問い合わせ先 ……………… TEL (03)6837-5016 ／ FAX (03)6837-5023

service@impress.co.jp

（受付時間　10:00～12:00、13:00～17:00　土日・祝日を除く）

※古書店で購入されたものについてはお取り替えできません

■書店／販売店のご注文窓口

株式会社インプレス　受注センター ……………………… TEL (048)449-8040 ／ FAX (048)449-8041

株式会社インプレス　出版営業部 …………………………………………………… TEL (03)6837-4635

カバーデザイン　萩原弦一郎（256）

本文デザイン　金澤浩二（cmD）

DTP　荒好見（cmD）

イラスト　八鳥ねこ（konoha）

編集協力・校正・校閲　konoha

印刷・製本　中央精版印刷株式会社

ISBN 978-4-295-40455-2 C0030